NATUR UND MEDIZIN

FALKEN
BÜCHEREI

NATUR UND MEDIZIN

GERHARD LEIBOLD

Kneippkuren zu Hause

FALKEN VERLAG

Vom selben Autor sind im Falken-Verlag u. a. erschienen:
Falken-Handbuch »Heilkräuter« (Nr. 4076)
Falken-Handbuch »Biomedizin« (Nr. 4136)
»Heiltees und Kräuter für die Gesundheit« (Nr. 4123)
»Enzyme« (Nr. 0677)
»Heilfasten« (Nr. 0713)
»Fußmassage« (Nr. 0714)

CIP-Kurztitelaufnahme der Deutschen Bibliothek

Leibold, Gerhard:
Kneippkuren zu Hause/Gerhard Leibold. –
Niedernhausen/Ts.: Falken-Verlag, 1987.
(Falken-Bücherei) (Natur und Medizin)
ISBN 3-8068-0779-5

ISBN 3 8068 0779 5

Titelbild: Entwurf Kreativ-Design Gerd Aumann, Wiesbaden-Nordenstadt
Zeichnungen: Gerhard Scholz, Dornburg
Die Ratschläge in diesem Buch sind von Autor und Verlag sorgfältig erwogen und geprüft, dennoch kann eine Garantie nicht übernommen werden. Eine Haftung des Autors bzw. des Verlages und seiner Beauftragten für Personen-, Sach- und Vermögensschäden ist ausgeschlossen.
Gesamtherstellung: Neuwieder Verlagsgesellschaft mbH, Neuwied

817 2635 4453 6271

Inhalt

Vorwort

»Wie soll mir denn einfaches Wasser helfen können«, meinen viele Patienten skeptisch, wenn man ihnen eine Kneippkur verordnen will. »Das ist doch eine Roßkur, dazu bin ich viel zu krank. Das übersteht doch nur ein Gesunder.«
Hinter solchen Einwänden stehen falsche Vorstellungen und Vorurteile. Sie sind immer noch nicht überwunden, obwohl die Kneippkur inzwischen zu den wenigen Naturheilverfahren gehört, die auch von der offiziellen Medizin anerkannt wird. Insbesondere trifft es nicht zu, daß Kneippen eine Roßkur bedeutet und nur aus Wasseranwendungen besteht. Zwar wurde der »Gießkannenpfarrer« Sebastian Kneipp vor allem wegen seiner Wasserkuren bekannt, aber seine Gesundheitslehre beschränkt sich keineswegs darauf. Vielmehr gehören dazu auch noch gesunde Ernährung und Lebensführung bis hin zur geistig-seelischen »Ordnungstherapie«.
Das vorliegende Buch soll auch skeptische Patienten vom Nutzen der Kneippschen Anwendungen überzeugen. Sie können sehr fein auf jede Konstitution, jedes Alter und jede Erkrankung abgestimmt werden und führen bei richtiger Anwendung zu keinen unerwünschten Nebenwirkungen. Mehr noch, die Kneippsche Ganzheitstherapie weist dem heutigen Menschen, der als Folge der üblichen falschen Ernährungs- und Lebensweise von vielen Zivilisationskrankheiten bedroht wird, einen einfachen, aber wirksamen Weg, um die gefährdete Gesundheit zu kräftigen und bereits bestehende Krankheiten zu heilen. Oft genügt dazu die Selbsthilfe, aber auch ergänzend neben den vom Therapeuten verordneten anderen Heilverfahren kann man die Kneippkur durchführen.
Da der Schwerpunkt dieses Buchs auf der häuslichen Kneipptherapie liegt, werden nicht alle Anwendungsformen der Kneippkur ausführlich vorgestellt. Wir beschränken uns auf jene Heilverfahren, die jedermann selbst nutzen kann. Besonders wichtig ist dabei die tägliche Gesundheitsvorsorge, die den »inneren Arzt« stärkt. Diese Anregung der körpereigenen Selbstheilungsregulationen lag Kneipp besonders am Herzen. Er drückte es einmal deftig mit den Worten »der gute Wirt wirft seine Lumpen selbst vor die Tür« aus.

Die Kneippkur – der Weg zur Gesundheit

Wir leben heute fast doppelt so lang wie um die Jahrhundertwende, aber gesünder sind wir nicht geworden. Die höhere durchschnittliche Lebenserwartung verdanken wir hauptsächlich der verminderten Kindersterblichkeit und dem Sieg über viele Infektionskrankheiten, die früher viele Todesopfer forderten. An ihre Stelle sind die schleichenden Zivilisationskrankheiten getreten, die mit den Ernährungs- und Lebensgewohnheiten in den westlichen Industriestaaten in Beziehung stehen und oft schon vor der Lebensmitte mit den ersten Beschwerden beginnen. Sie verhindern, daß man die hinzugewonnenen Lebensjahre aktiv gestalten und erleben kann.
Zu Kneipps Zeiten bildeten viele dieser zivilisationsbedingten Krankheiten noch kein Problem, aber die tiefgreifenden Veränderungen des Industriezeitalters zeichneten sich bereits ab. Es spricht für Kneipps Weitblick, daß er die Gefahren schon erahnte und in seiner Kur berücksichtigte. Deshalb hat seine Gesundheitslehre bis heute nichts an Bedeutung verloren, im Gegenteil, sie ist gerade für den heutigen Menschen wichtiger als je zuvor geworden. Dabei erhebt sie keinen Absolutheitsanspruch, dazu war Kneipp viel zu bescheiden. Man kann die Gesundheit auch ohne seine Grundregeln erhalten oder wieder herstellen. Aber die Kneipptherapie weist dazu einen der einfachsten und wirksamsten Wege, ohne dem Patienten zu viele Einschränkungen zuzumuten.

Leben und Wirken des »Wasserpfarrers«

Es war Sebastian Kneipp nicht an der Wiege gesungen worden, daß er einmal als »Wasserpfarrer von Wörishofen« in die Geschichte der Medizin eingehen sollte. Geboren wurde er 1821 in Stefansried als Sohn armer Weber. Zunächst erlernte er auch dieses Handwerk, aber bald glaubte er sich zum Priester berufen. Mit Hilfe seines Dorfpfarrers bereitete er sich darauf vor und wurde Theologiestudent.
Sein weiterer Lebensweg schien vorgezeichnet – aber dann machte das Schicksal ihm einen Strich durch die Rechnung. Die Ärzte stellten schwere Lungentuberkulose bei ihm fest, damals eine Krankheit, die vor allem bei Menschen aus ärmlichen Verhältnissen auftrat und oft tödlich endete. Auch ihm konnte die Medizin keine Hoffnungen mehr machen. Als der junge Theologiestudent in der Nacht wieder einmal Blut hustete, legte ihm der herbeigerufene Arzt mitleidig etwas Geld auf den Nachttisch und empfahl ihm, sich damit noch ein paar schöne Tage zu machen.

Aber so leicht ließ sich der trotz seiner Krankheit noch kräftige junge Mann nicht unterkriegen. Als ihm einige Schriften der Stadtärzte von Schweidnitz, Hahn Vater und Sohn, in die Hände fielen, nahm er das als einen Wink des Himmels. Sofort begann er, sich selbst mit Wasser zu behandeln – durch Bäder in der eiskalten Donau. Wie er diese Roßkur überstand, bleibt ein Rätsel, aber sie half ihm so gut, daß er entgegen aller Voraussagen der Ärzte vollkommen gesundete.
Das »Wunder« seiner Heilung ließ ihn nicht mehr ruhen. Zwar schloß er sein Theologiestudium ab und wurde zum Priester geweiht, aber daneben beschäftigte er sich intensiv mit der Heilkraft des Wassers. Zunächst erprobte er verschiedene Anwendungen an sich selbst, aber dann wollte er seine Erfahrungen auch anderen zugute kommen lassen. Die ersten Kranken suchten ihn heimlich auf, seine Erfolge sprachen sich herum und wurden schließlich an offizieller Stelle bekannt.
Wasser als Heilmittel? Das mußte den Ärzten jener Zeit, die gerade den triumphalen Aufschwung der Chemie erlebten, als Scharlatanerie erscheinen. Sie setzten ein Behandlungsverbot gegen Kneipp durch, an das er sich aber nicht hielt. Selbst Strafanzeigen und Gerichtsverfahren hielten ihn nicht davon ab, den Kranken seiner Pfarrgemeinde in Wörishofen nicht nur Seelsorger, sondern auch Naturarzt zu sein.
Schließlich führte diese Beharrlichkeit zum Erfolg. Die ersten Ärzte kamen zu ihm, zuerst noch mißtrauisch und voller Vorurteile, dann aber begeistert von der erstaunlichen Wirkung seiner Wasserkuren. Einige blieben bei ihm, die erste Wasserheilanstalt in Bad Wörishofen entstand, der bald weitere folgten. Heute kennt man die Kneippsche Wassertherapie in ganz Europa, den USA, Japan und anderen fernen Ländern.
Das weltweite Ansehen, das die Kneippkur heute genießt, erklärt sich hauptsächlich daraus, daß es Kneipp gelang, die einfachen, groben Wasseranwendungen seiner Vorgänger, die viele Menschen nicht vertrugen, zu einem Heilverfahren auszubauen, das jedem Patienten individuell genau angepaßt werden konnte. Erst dadurch wurde das Wasser zu einer Art »Allheilmittel«, das nahezu jede Krankheit zumindest ergänzend behandeln kann. Damit war der Einwand entkräftet, daß Wasserkuren nur von robusteren Naturen verkraftet werden, und der Weg frei für die Anwendung auf breiter Basis.
Kneipp durfte noch miterleben, daß man seine Arbeit anerkannte. Im Jahre 1897 verstarb der 76jährige hochgeachtet in Bad Wörishofen, Opfer seiner Überzeugung, daß die Natur auch seinen lebensgefährlichen Blasenkrebs aus eigener Kraft heilen könne. Deshalb verweigerte er die Operation und versuchte, sich selbst mit Mitteln zu helfen, die dieser schweren Krankheit nicht angemessen waren.

Kneippkur – aktueller als je zuvor

Die Chemie, die zu Kneipps Lebzeiten Einzug in die Medizin hielt, bescherte uns eine schier unübersehbare Zahl von Arzneimitteln gegen alle möglichen Krankheiten. Sie werden eifrig genutzt – so eifrig, daß unser Gesundheitssystem inzwischen fast nicht mehr finanziert werden kann und allein in der Bundesrepublik schon rund 600.000 Menschen arzneimittelsüchtig sind.
Hinzu kommt, daß diese Medikamente häufig zu mehr oder minder schweren Nebenwirkungen führen, derentwegen gerade in den letzten Jahren eine größere Zahl davon entweder verboten oder in der Anwendung stark eingeschränkt werden mußte. Schließlich können die chemischen Medikamente meist nicht die Krankheitsursachen heilen, sondern nur die Symptome beseitigen, das gilt vor allem bei den verbreiteten Zivilisationskrankheiten, die durch Störungen des Verhaltens entstehen.
Immer mehr Menschen, die von der offiziellen Medizin enttäuscht wurden, suchen heute nach Alternativen zu den chemischen Medikamenten. Sie wollen sich nicht länger damit begnügen, nur Beschwerden zu unterdrücken, sondern aktiv einen Beitrag zur Erhaltung oder Wiederherstellung ihrer Gesundheit leisten. Angesichts der zahlreichen Risiken, denen wir heute ausgesetzt sind – angefangen bei der falschen Ernährung über wachsende Umweltverschmutzung und Strahlenbelastung bis hin zum allgegenwärtigen Streß –, ist die Kneippkur für sie aktueller als je zuvor geworden. Da man viele Gesundheitsgefahren nicht mehr ausschalten kann, wird es um so wichtiger, den Körper durch Kneippsche Anwendungen so zu kräftigen, daß er ihnen ohne Schaden widersteht.

Die »Zivilisationsseuchen« unserer Zeit

An erster Stelle der zivilisationsbedingten Krankheiten in den westlichen Industrienationen stehen Herz-Gefäß-Erkrankungen, gefolgt von Krebs. Von den erstgenannten steht mit Sicherheit fest, daß sie maßgeblich mit durch die übliche Ernährungs- und Lebensweise verursacht werden. Bei den Krebskrankheiten ist das noch umstritten, obwohl die Statistiken seit der Jahrhundertwende einen starken Anstieg der verschiedenen Krebsformen verzeichnen.
Als weitere typische Zivilisationskrankheit gelten die verschiedenen rheumatischen Leiden. Zwar gibt es Rheuma schon seit grauer Vorzeit, als von ungünstigen zivilisatorischen Einflüssen noch keine Rede sein konnte, aber auch hier weist die Statistik eine deutliche Zunahme bestimmter Rheumaformen auf, die sich aus falscher Ernährung und Bewegungsmangel erklärt.
Nicht zuletzt gehören auch noch die Erkrankungen im Bereich des Verdauungssystems zu den »Zivilisationsseuchen« unserer Tage, insbesondere die Leber- und Gal-

lenblasenleiden. Hier ist der Zusammenhang mit der falschen Kost besonders offenkundig, denn sie muß von den Verdauungsorganen verarbeitet werden. Oft nehmen diese als erste Schaden, die chronischen Verdauungsstörungen begünstigen dann andere Krankheiten – ein Teufelskreis, aus dem man nur durch sinnvolle Veränderung der Ernährungsgewohnheiten wieder herausfindet.
Die Kneipptherapie verspricht nicht, alle diese Zivilisationskrankheiten zu heilen. Aber sie kann die Grundlage einer umfassenden Behandlung bilden, die allmählich alle Krankheitsursachen beseitigt und zur dauerhaften Heilung führt. Selbst bei Krebs eignen sich verschiedene Maßnahmen der Kneippschen Gesundheitslehre zur unterstützenden Behandlung. Noch wichtiger erscheint aber, daß man durch frühzeitigen Beginn mit dem Kneippen solchen Zivilisationskrankheiten vorbeugen kann. Absolut sicheren Schutz bietet das zwar auch nicht (den kann es nicht geben), aber wenigstens läßt sich das Erkrankungsrisiko deutlich vermindern.

Vor allem nicht schaden

Während die Schulmedizin davon ausgeht, daß alles, was wirklich hilft, im Einzelfall auch zu unerwünschten Begleiterscheinungen führen kann, lautet das oberste Gebot der Naturheilkunde, daß man dem Patienten vor allem durch die Therapie nicht noch zusätzlich schaden darf. Strikt einhalten läßt sich diese Forderung freilich nicht, aber die Mehrzahl der Naturheilverfahren verursacht bei richtiger Durchführung keine oder nur unbedeutende Nebenwirkungen, die in Kauf genommen werden können. Im Vergleich zu den möglichen schweren, ja sogar akut lebensbedrohlichen Folgen mancher chemischen Arzneimittel und anderer offiziell anerkannter Behandlungsmethoden erscheinen die Risiken der biologischen Therapie harmlos.
Das bedeutet nun nicht, daß man das Kind mit dem Bad ausschütten und strikt alle schulmedizinischen Therapien ablehnen dürfte. Es gibt Krankheiten (vor allem akut lebensgefährliche), bei denen sich sogar schwere Nebenwirkungen rechtfertigen lassen, um das Leben zu retten oder starke Schmerzzustände zu lindern, aber das bleiben die Ausnahmen. Gerade bei chronischen Krankheiten, bei denen die schulmedizinische Therapie wegen der langen Dauer besonders häufig zu unerwünschten Begleiterscheinungen führt, kommt man durch natürliche Heilverfahren meist sicherer (oft auch schneller) und ohne Risiko zum Ziel.
Auch die Kneipptherapie gehört zu den gut verträglichen Naturheilverfahren, wenn sie richtig durchgeführt wird. Bei falscher Anwendung können aber sogar schon einfache Wasseranwendungen zu erheblichen Nebenwirkungen führen. Deshalb ist es wichtig, die späteren Anleitungen dazu strikt zu beachten. Im Zweifelsfall befragt man vorher den Therapeuten. Die großen, anstrengenden Anwendungen sollten überhaupt nicht selbständig, sondern immer nur vom gut ausgebildeten Fachmann durchgeführt werden.

Ganzheitlich vorbeugen und heilen

Mit dem Aufschwung der Technik und Naturwissenschaft im letzten Jahrhundert begann in der Medizin eine verhängnisvolle Entwicklung, die bis heute anhält. Zunehmend verlor man die Ganzheit aus den Augen. Der Mensch wurde zu einer hochkomplizierten mechanisch-chemischen »Maschine«, Krankheit zum Defekt, der örtlich »repariert« werden kann. Das wird auch in der zunehmenden Aufsplitterung der Medizin in immer mehr Spezialgebiete deutlich.
Die Naturheilkunde machte diese Spezialisierung nicht mit, sondern folgt nach wie vor dem Ganzheitsprinzip, das den Menschen als körperlich-seelische Einheit betrachtet. Das bedeutet, daß man nie nur versucht, örtliche Krankheiten zu beseitigen, sondern stets nach ihren tieferen Ursachen sucht. Bei einem Schnupfen wird also nicht allein der lokale Katarrh der Nasenschleimhaut behandelt, sondern auch gefragt, weshalb der Körper nicht in der Lage war, die Krankheitserreger erfolgreich abzuwehren. Und bei einem Raucher, der unter Bronchialkrebs leidet, genügt es nicht, den Tumor zu entfernen. Viel wichtiger ist es zur Dauerheilung, weshalb ausgerechnet er daran erkrankte, denn »nur« einer von sieben Rauchern muß mit Bronchialkrebs rechnen. Darüber hinaus gehört zur Ganzheitstherapie oft noch die seelische Betreuung, denn das Seelenleben kann auf noch nicht genau geklärte Weise zu körperlichen Krankheiten führen und wird umgekehrt durch organische Erkrankungen in Mitleidenschaft gezogen.
Die Kneippkur scheint dem Ganzheitsprinzip allerdings oft nicht zu folgen, denn sie kennt zahlreiche örtliche Anwendungen. Aber deren Wirkung dehnt sich über das vegetative Nervensystem, die Blutgefäße und den Stoffwechsel in den gesamten Organismus aus. Deshalb erzielt man auch durch örtliche Kneippanwendungen eine umfassende Gesundheitsvorsorge oder Behandlung.

Kneippen zu Hause

Der Wunsch, aktiv und eigenverantwortlich etwas zur Erhaltung oder Wiederherstellung der Gesundheit zu tun, wächst heute bei immer mehr Menschen. Er hängt mit dem Mißtrauen zusammen, das der etablierten Medizin in zunehmendem Maße entgegengebracht wird, vor allem aber mit der Einsicht, daß viele Krankheiten »hausgemacht« sind, also nur durch Veränderung gesundheitsschädlicher Verhaltensfehler vermieden oder beseitigt werden können.
Die Kneippkur kommt diesem Bedürfnis weit entgegen, denn viele ihrer Maßnahmen lassen sich ohne weiteres auch zu Hause durchführen. In erster Linie eignen sie sich zur täglichen Gesundheitsvorsorge, die vor vielen Krankheiten schützt. Aber auch zur Selbsthilfe bei Erkrankungen kommen die einfacheren Anwendungen in Frage.

Das tägliche Vorsorgeprogramm für Gesunde

Tägliche Gesundheitsvorsorge ist heute notwendiger als je zuvor geworden. Wir alle sind so vielen Gefahren ausgesetzt, daß die Gesundheit auf Dauer nur erhalten werden kann, wenn man sich Tag für Tag darum bemüht. Am besten beginnt man damit von Kindesbeinen an, aber es ist auch für Erwachsene nicht zu spät dafür, selbst wenn schon Krankheiten bestehen. Anregung der Körperabwehr, Vermeidung unnötiger Gesundheitsrisiken und körperlich-seelische Harmonie gehören zu den wichtigsten Vorsorgemaßnahmen, zu denen auch die Kneippkur beiträgt.

Den »inneren Arzt« anregen

Die Natur stattete uns mit einem hochwirksamen System von Abwehr- und Selbstheilungsregulationen aus. Sie verhindern, daß schädliche Einflüsse, zum Beispiel Krankheitserreger, überhaupt zur akuten Erkrankung führen; wenn das nicht möglich ist, sorgen sie dafür, daß die krankhaften Veränderungen rasch wieder geheilt werden. Ohne diesen »inneren Arzt« wäre die Menschheit längst ausgestorben, denn wir leben in einer Welt, in der es von Bakterien, Viren, Pilzen und anderen möglichen Krankheitsursachen nur so wimmelt.

Jahrtausendelang verstand die Medizin ihre Aufgabe vornehmlich darin, diese natürlichen Abwehr- und Selbstheilungskräfte zu stärken. Seit der Antike folgte man dem Grundsatz: »Die Natur heilt, der Arzt hilft ihr dabei.« Erst die moderne Schulmedizin wich davon ab und glaubte in maßloser Selbstüberschätzung, ohne die Hilfe der Natur auszukommen. Das führte dazu, daß man vorwiegend Symptome »repariert«, die Krankheitsursachen aber nicht mehr vollständig heilt. Wenn sich die Selbstheilungskräfte des Körpers trotzdem durchsetzen, kann das gutgehen. Oft erreicht man aber nur für einige Zeit eine scheinbare Heilung, dann kehrt die gleiche Krankheit zurück oder es kommt zu einer anderen.

In der Biomedizin beachtete man stets, daß Krankheiten nur vermieden oder geheilt werden können, wenn die körpereigenen Abwehrkräfte ausreichend dagegen aktiviert werden. Die Anregung des »inneren Arztes« steht deshalb im Vordergrund aller Maßnahmen. Damit wartet man möglichst nicht, bis schon eine Erkrankung entstanden ist, sondern stärkt die Abwehrkräfte vorsorglich jeden Tag.

Es gibt verschiedene Möglichkeiten, den »inneren Arzt« zu aktivieren. Gesunde Ernährung und ausreichend Bewegung an der frischen Luft gehören ebenso wie kalte Wasseranwendungen dazu, außerdem darf man die seelische Gesundheitspflege nicht vergessen, denn das Seelenleben nimmt oft viel Einfluß auf unsere ganze Abwehrkraft. Diese umfassende Vorsorge wird möglich durch die Kneippkur zu Hause, die regelmäßig als gute Gewohnheit durchgeführt werden sollte. Viele Krankheiten lassen sich auf diese Weise vermeiden, weil der abwehrstarke Organismus jederzeit in der Lage ist, schädliche Einflüsse sofort wirksam zu bekämpfen.

Gesundheitsrisiken vermeiden

Auch wenn der »innere Arzt« ständig so gepflegt wird, daß er Krankheiten verhindern kann, darf man ihm nicht zuviel zumuten. Irgendwann könnte er sonst doch überfordert werden. Deshalb gehört es auch zum Vorsorgeprogramm, daß man alle vermeidbaren Risiken für die Gesundheit ausschaltet. Dabei hilft die Kneippkur ebenfalls.

Besonders wichtig zur täglichen Gesundheitsvorsorge sind Kneipps Ernährungsratschläge, denn die heute übliche Zivilisationskost ist zu einem der wichtigsten Gesundheitsrisiken geworden. Das erfordert keine radikale Abkehr von den Ernährungsgewohnheiten, die ohnehin nur wenige Menschen auf Dauer durchhalten. Hauptsächlich empfiehlt Kneipp bei der Ernährung Mäßigung; man kann fast alles essen und trinken, was einem schmeckt, wenn man dabei nicht übertreibt und möglichst viel Frischkost verwendet. Damit verhindert man, daß die Ernährung zum ernsteren Gesundheitsrisiko wird.

Eine ähnliche Einstellung finden wir in der Kneippschen Gesundheitslehre, wenn es um die Genußmittel geht. Zwar weiß Kneipp natürlich um ihre Risiken, aber er geht doch nicht so weit, daß er sie alle strikt verbietet. Auch hier kommt es ihm wieder auf das vernünftige Maß an. Süßigkeiten und ähnliche Genußmittel dürfen nie gewohnheitsmäßig, sondern nur ausnahmsweise aus besonderem Anlaß mit wirklichem Genuß verzehrt werden, dann schaden sie der Gesundheit nicht.

Noch mehr gilt die Mäßigung für Alkohol und Nikotin. Gegen das Glas Bier oder Wein, die Zigarre oder Pfeife zur Entspannung am Abend hat Kneipp keine Einwände. Aber sobald man gewohnheitsmäßig mehr Alkohol und Nikotin konsumiert, werden diese Genußmittel rasch zum erheblichen Gesundheitsrisiko. Allerdings lehrt die praktische Erfahrung, daß viele Menschen vor allem beim Rauchen leicht über das geringe erlaubte Maß hinausschießen. Grundsätzlich verzichtet man deshalb besser ganz darauf.

In diesen nicht zu strengen Regeln zur Gesundheitsvorsorge erkennt man den Seelsorger Kneipp, der um die Schwächen seiner Mitmenschen wußte. Wenn man ihnen zu viel verbietet, dann befolgen sie das vielleicht für einige Zeit, solange es ihnen nicht ganz so gut geht, neigen nach Besserung aber oft dazu, wieder alle gesundheitsschädlichen Gewohnheiten aufzunehmen. Da ist es schon besser, wenigstens die schwerwiegendsten Fehler zu verbieten und bei den kleineren ein Auge zuzudrücken. Optimal erscheint das nicht, aber es macht die Kneippsche Gesundheitslehre gerade für den heutigen Menschen, dem Verzicht im Überfluß schwerfällt, so menschlich. Ihre allgemeine Anerkennung erklärt sich nicht zuletzt daraus.

Nicht vergessen darf man den Mangel an Bewegung als Gesundheitsrisiko. Dazu empfiehlt Kneipp nicht so sehr den regelmäßigen Sport, sondern vor allem die sinnvolle körperliche Arbeit an der frischen Luft. Das läßt sich heute freilich nicht mehr allgemein durchführen, so daß man doch mehr Gymnastik und Sport betreiben sollte, um gesund zu bleiben.

Leben im Einklang mit sich selbst

Als Seelsorger ahnte Kneipp viel früher als die Medizin, daß die Seele großen Einfluß auf die körperliche Gesundheit nimmt. Diese Ansicht wurde erst in den letzten 30 Jahren von der modernen psychosomatischen (psychisch = seelisch, somatisch = körperlich) Medizin bestätigt, findet aber immer noch viel zu wenig Beachtung.

Leben im Einklang mit sich selbst könnte man mit dem Schlagwort *Selbstverwirklichung* umschreiben. Es geht vor allem darum, die Anlagen, Fähigkeiten, Hoffnungen, Wünsche und Ziele, die in uns stecken, so weit wie möglich zu realisieren. Das führt zur Zufriedenheit und Ausgeglichenheit, vermeidet unnötigen Streß und schenkt Selbstvertrauen, alles wichtige Grundvoraussetzungen für die Gesundheit von Körper und Seelenleben.

Alles, was die Harmonie stört, muß wieder in Ordnung gebracht werden, sei es nun die ständige Überforderung am Arbeitsplatz, die mit falschem Ehrgeiz in Beziehung stehen kann, oder die chronische Nervosität mit Unfähigkeit zur Entspannung und Schlafstörungen, die allmählich Gesundheit und Leistungsfähigkeit untergräbt. Dazu stehen uns heute weit mehr Möglichkeiten als zu Kneipps Lebzeiten zur Verfügung. Vor allem das autogene Training ist hervorzuheben, eine wichtige Hilfe im täglichen Vorsorgeprogramm, die sicher auch Kneipps Beifall gefunden hätte. Als praktische Lebenshilfe, die man universell einsetzen kann, stärkt autogenes Training das Nervensystem, so daß viele nervöse Fehlsteuerungen verschwinden, und verhilft wieder zu einer positiveren Lebenseinstellung.

Zu egoistisch darf man die Selbstverwirklichung aber auch nicht vorantreiben. Es geht nicht darum, sich selbst um jeden Preis durchzusetzen, das beschwört nur Konflikte mit der Umwelt herauf, welche die innere Harmonie empfindlich stören. Leben im Einklang mit sich selbst setzt vielmehr auch Einklang mit den anderen voraus, nur dann kann man auf Dauer rundum gesund bleiben.

Selbsthilfe bei Krankheiten

Tägliche Gesundheitsvorsorge nach Kneipps Lehre führt man normalerweise selbständig durch, sofern im Ausnahmefall nicht die fachmännische Anleitung erforderlich ist (etwa bei bereits bestehenden Krankheiten, die Einschränkungen erforderlich machen). Problematischer wird es bei der Behandlung von Krankheiten, denn sie können nicht alle gefahrlos selbst behandelt werden. Aber auch wenn der Arzt oder Heilpraktiker die notwendige Therapie verordnen muß, kann man sie meist durch Kneippsche Anwendungen ergänzen oder diese zumindest zur Nachbehandlung einsetzen, damit der Körper vollends mit den Krankheitsursachen fertig wird. Diese unterstützende Behandlung bespricht man mit dem Fachmann, denn sie muß individuell durchgeführt werden.

Wann ist Selbstbehandlung erlaubt?

Die richtige Therapie hängt stets von der zutreffenden Diagnose ab. Sie kann oft nur vom Fachmann gestellt werden, denn auch hinter vermeintlich eindeutigen Symptomen können sich verschiedene Ursachen verbergen. Zum Teil lassen sie sich erst durch apparative und/oder chemische Diagnose erkennen, zum Beispiel durch Röntgen und Blutuntersuchungen. Der Patient selbst kann auf Grund seiner Beschwerden immer nur einen mehr oder minder wahrscheinlichen Verdacht schöpfen.

Ob zunächst nach dieser unsicheren Verdachtsdiagnose behandelt oder sofort der Therapeut konsultiert werden muß, richtet sich nach der Schwere des Krankheitsbilds. Bei leichteren Beschwerden darf zunächst eine Selbstbehandlung eingeleitet werden. Wenn sie nicht innerhalb von zwei bis drei Tagen erste deutliche Wirkung zeigt oder die Krankheit sich sogar trotz der Behandlung verschlimmert, darf man sie nicht unnötig verschleppen, bis vielleicht überhaupt keine wirksame Therapie mehr möglich ist.

Bei Erkrankungen, die von Anfang an unklar oder mit stärkeren Beschwerden verlaufen, wird sofort fachmännische Hilfe erforderlich. Das gilt besonders bei stärker beeinträchtigtem Allgemeinbefinden, höherem Fieber, erheblichen Schmerzen, Koliken oder Bewußtseinsstörungen. In solchen Fällen wäre es grob fahrlässig, eine Selbstbehandlung zu versuchen, denn unter Umständen besteht sogar akute Lebensgefahr.

Auch alle chronischen Erkrankungen erfordern baldige fachmännische Hilfe, damit die Ursachen erkannt und gezielt behandelt werden. Das muß so früh wie möglich auch dann erfolgen, wenn keine stärkeren Beschwerden auftreten, denn je länger eine solche Krankheit andauert, desto schwieriger wird die vollständige Heilung. Die Stärke der Beschwerden sagt nicht unbedingt etwas über den Ernst einer Erkrankung aus. Es gibt auch schwere Leiden, die lange Zeit symptomarm verlaufen; wenn sie deutlichere Beschwerden verursachen, kann es für eine erfolgreiche Behandlung schon zu spät sein.

Alle diese Einschränkungen bedeuten natürlich nicht, daß Kneippsche Anwendungen nur bei leichten Erkrankungen helfen könnten. Sie haben sich, wie Kneipps eigene Erfahrungen mit seiner schweren Lungentuberkulose beweisen, auch bei ernsten Krankheiten bewährt, nur darf man nicht versuchen, derartige Erkrankungen selbst zu behandeln.

Wenn diese einfachen Grundregeln der Selbstbehandlung, die nicht nur für die Kneipptherapie, sondern für jede Form der Selbsthilfe gelten, konsequent beachtet werden, muß man keine unerwünschten Folgen befürchten. Der entscheidende Vorteil der richtigen Selbsthilfe mit Naturheilmitteln besteht gerade darin, daß man auf die sonst dazu gebrauchten chemischen Medikamente, die nicht selten zu Nebenwirkungen führen, verzichten oder sie zumindest wesentlich geringer dosieren kann, ohne unzumutbare Beschwerden in Kauf nehmen zu müssen.

Heilwirkungen der Kneippschen Ganzheitstherapie

Die verschiedenen Heilverfahren, die unter dem Oberbegriff Kneipptherapie zusammengefaßt werden, beeinflussen den gesamten Organismus günstig. Vor allem die körpereigenen Abwehrsysteme werden angeregt, können sich mit den verschiedensten Krankheitsursachen auseinandersetzen und sie schließlich vollständig beseitigen. Es gibt kaum eine Krankheit, bei der die Kneipptherapie nicht angezeigt wäre. Da sie die wichtigsten Risikofaktoren der heute üblichen Ernährungs- und Lebensweise beseitigt, sprechen vor allem die zahlreichen Zivilisationskrankheiten und seelisch-nervösen Funktionsstörungen gut darauf an, zum Beispiel Herz-, Kreislauf-, Verdauungs- und Stoffwechselstörungen, Funktionsstörungen innerer Organe durch nervöse Fehlsteuerungen, die wiederum mit Streß, Hektik und Reizüberflutung des modernen Alltags oder persönlichen seelischen Konflikten, Sorgen und Problemen in Zusammenhang stehen. In solchen Fällen normalisiert die Kneipptherapie allmählich die Beschwerden dauerhaft – immer vorausgesetzt, daß man nach Besserung nicht die alten Fehler wieder begeht. Sonst war die ganze Therapie umsonst, und es treten bald die gleichen oder ähnliche Symptome wieder auf.

Ob die Kneipptherapie allein genügt oder durch andere Heilmittel vervollständigt werden muß, läßt sich nur je nach Einzelfall beurteilen. Grundsätzlich sind Kneippsche Anwendungen selbst bei schwersten Erkrankungen zur ergänzenden oder Nachbehandlung sinnvoll.

Die wichtigsten Heilanzeigen der häuslichen Kneipptherapie stellt später das Kapitel »Gesund bleiben – gesund werden« ausführlich vor.

Kneippen als »Allheilmittel«?

Mit der Bezeichnung »Allheilmittel« wird oft Mißbrauch getrieben, daher verwendet man sie heute nur noch zurückhaltend. Sie kann falsche Hoffnungen wecken und andere notwendige Heilverfahren verzögern. Aber wenn eine Behandlung überhaupt den Namen »Allheilmittel« verdient, dann ist es die Kneippsche Ganzheitstherapie.

Das darf man nun nicht in dem Sinn mißverstehen, daß allein durch Kneipptherapie jede Krankheit ausreichend behandelt werden könnte. »Allheilmittel« will nur besagen, daß sich die Kneipptherapie zur Grundbehandlung fast aller Erkrankungen eignet. Gesunde Ernährung und Lebensweise nach Kneipps Empfehlungen schalten die üblichen gesundheitsschädlichen Fehler aus, Wasser, Licht und Luft regen die Abwehr, Durchblutung und Stoffwechselfunktionen an, die »Seelsorge« steigert die geistig-seelische Widerstandskraft gegen die zahlreichen nervlichen Belastungen unseres Alltags. Auf diese Weise werden bei jeder Krankheit günstigere Voraussetzungen für die Heilung geschaffen, die entweder allein schon zum Erfolg führen oder dafür sorgen, daß andere Heilverfahren erst richtig zum Zug kommen.

So verstanden hat der Begriff »Allheilmittel« durchaus seine Berechtigung. Wenn man diese Einschränkungen nicht beachtet und sich bei jeder Krankheit allein auf die Kneipptherapie verläßt, kann das gutgehen, aber auch die Heilung unnötig verzögern und zum Übergang einer Krankheit ins chronische Stadium führen. Eine wichtige Aufgabe dieses Buchs besteht deshalb darin, die Möglichkeiten und Grenzen des »Allheilmittels« Kneippkur verständlich zu machen.

Kneippkuren im Sanatorium – heute allgemein anerkannt

Naturgemäße Heilverfahren gelten in der Schulmedizin oft noch als »überholt, zu einfach und unsicher«, als daß man sich ernsthaft damit befaßte. Das mag für manche zutreffen, wenn andere Methoden ohne Risiko sicherer wirken, meist stehen dahinter aber Unkenntnis und Vorurteile der offiziellen Medizin.
Die Kneippkur gehört zu den wenigen Naturheilverfahren, die allgemein anerkannt wird (was aber nicht bedeutet, daß man sie auch oft genug wirklich verordnet). Kneipp hat es trotz aller Anfeindungen der Ärzte seiner Zeit doch geschafft, seine Kur auf ein wissenschaftlich gesichertes Fundament zu stellen, indem er frühzeitig mit aufgeschlossenen Medizinern zusammenarbeitete. Deren Erfahrungen ließen sich nicht so einfach ignorieren wie die eines medizinischen Laien, der Kneipp für die akademische Medizin trotz aller Erfolge immer blieb. Wohl oder übel mußte man sich damit auseinandersetzen und schließlich überzeugen lassen.
Im Grunde könnte es dem Patienten ja gleichgültig sein, ob er nun auf wissenschaftlich anerkannte Weise oder durch ein nicht anerkanntes Heilverfahren gesund bleibt oder wieder wird – Hauptsache es hilft. Aber das hat handfeste finanzielle Konsequenzen. Für nicht anerkannte Heilverfahren müssen die gesetzlichen Krankenkassen selbst dann nicht aufkommen, wenn sie nachweislich zur Heilung führten, nachdem vorher alle wissenschaftlich anerkannten Heilverfahren versagten, obwohl sie sich dadurch die hohen Kosten einer langjährigen chronischen Krankheit ersparen. Inzwischen sind zwar immer mehr Krankenkassen in solchen Fällen zu Kulanzregelungen bereit, aber ein Anspruch darauf besteht nicht. Die Kneippkur, die wegen einer Krankheit vom Arzt verordnet wurde, müssen die Kassen bezahlen, lediglich für die freiwillig durchgeführte Kur brauchen sie nicht aufzukommen. Das ist ein wichtiger Vorteil, denn die Kosten einer solchen Kur mit allen notwendigen Untersuchungen und Anwendungen gehen in die Tausende.

Regelmäßige Vorsorgekuren

Auch wenn die Kosten für die Kneippkur im Sanatorium zur Gesundheitsvorsorge nicht von den Krankenkassen getragen werden müssen, sollte das kein Hinderungsgrund sein, sie im begründeten Einzelfall einmal oder regelmäßig durchzuführen. Da-

bei versucht man vor allem, die Folgen der falschen Ernährung und Lebensweise rechtzeitig auszugleichen, ehe eine Krankheit entstehen kann.
Sinnvoll sind solche Kuren allerdings nur, wenn man auch danach versucht, gesundheitsgefährdende Gewohnheiten nicht mehr einreißen zu lassen. Dann wird die Kur zur entscheidenden Wende im Leben hin zum gesundheitsbewußten Verhalten, das vor vielen Krankheiten bewahren kann. Natürlich hilft eine Vorsorgekur auch dann, wenn man hinterher doch wieder die alten Fehler begeht. Wenigstens die schwerwiegendsten Folgen lassen sich dadurch verzögern oder ganz vermeiden, weil der Organismus nach der Kur wieder für einige Zeit in der Lage ist, den schädlichen Einflüssen mehr Widerstand entgegenzusetzen. Einen optimalen Erfolg erreicht man so aber nicht. Um die Wirkung immer wieder aufzufrischen, sollte man die Kuren dann wenigstens in regelmäßigen Abständen wiederholen, vielleicht schafft man es im Lauf der Zeit doch noch, sich dauernd wenigstens von den schwerwiegenderen falschen Gewohnheiten zu lösen und einen Teil der Kneippschen Gesundheitslehre im Alltag zu beherzigen.

Kneippen zur Therapie und Nachbehandlung

Bei bestehenden Krankheiten, die allein auf die ambulante Therapie nicht ausreichend ansprechen oder eine Nachbehandlung erfordern, kann der Arzt die Kneippkur in einem Sanatorium verordnen. Das empfiehlt sich vor allem bei chronischen Krankheiten, weil die Kur die körpereigenen Selbstheilungsregulationen wieder so in Gang bringt, daß der Organismus aktiv bei der Heilung mitwirkt. In solchen Fällen werden die Kosten der Kur auf Antrag von den gesetzlichen Krankenkassen übernommen. Ob man die Kur allein zur Behandlung durchführt oder mit einem Urlaub verknüpft (das bezeichnet man als »Kurlaub«, er wird von den Kassen bezuschußt), richtet sich nach dem Einzelfall.
Nicht selten erleben die Patienten während der Kneippkur, daß sich ihre Beschwerden zunächst sogar verschlimmern. Das führt dann leicht zu dem Vorurteil, die Kneipptherapie sei eben doch eine »Roßkur«. Aber gerade bei chronischen Erkrankungen gehört diese Erstverschlimmerung, die man auch bei anderen Naturheilverfahren kennt, zu den erwünschten Reaktionen. Sie zeigt an, daß der Organismus begonnen hat, sich gegen die Krankheitsursachen zu wehren. Dazu werden die Symptome zunächst wieder ins akute Stadium überführt, in dem sie von den Selbstheilungskräften dann besser bekämpft werden können.
Kneippen eignet sich zur Therapie und Nachbehandlung bei vielen Erkrankungen. Unter anderem gehören dazu die verbreiteten rheumatischen Krankheiten und alle seelisch-nervösen Funktionsstörungen (zum Beispiel durch Streß), unter denen heute viele Menschen leiden. Außerdem können Herz-Gefäß-Krankheiten, die großen »Zivilisationsseuchen« unserer Zeit, auf diese Weise günstig beeinflußt werden. Darüber

hinaus sprechen auch die meisten anderen, mehr oder minder ernsten Krankheiten gut auf alleinige oder ergänzende Kneippbehandlung an.
Die Entscheidung, ob eine Kneippkur zur Behandlung und Nachsorge angezeigt ist und ob sie vom Patienten selbständig zu Hause oder nur im Sanatorium durchgeführt werden kann, liegt beim Therapeuten. Wenn er nicht von selbst zu einem Versuch mit der Kneippbehandlung rät, sollte der Patient ihn von sich aus darauf ansprechen. Jeder vernünftige Arzt wird es begrüßen, wenn der Kranke sich selbst Gedanken über die Wiederherstellung seiner Gesundheit macht und bereit ist, dazu aktiv beizutragen.

Auswahl in- und ausländischer Kneippkurorte

Das folgende, alphabetisch gegliederte kurze Verzeichnis in- und ausländischer Kneippkurorte erhebt keinen Anspruch auf Vollständigkeit. Es soll dem Patienten zur ersten Orientierung dienen, wenn sein Arzt ihn fragt, wo er die Kur durchführen möchte. Die endgültige Entscheidung bleibt aber dem Arzt vorbehalten, denn er kann genauer beurteilen, wo sein Patient am besten aufgehoben ist.
Weitere Informationen zum Angebot der verschiedenen Kurorte erhält man auf Anforderung bei den Kurverwaltungen, deren Anschriften wir angeben.
Kuren im Ausland werden übrigens nur in begründeten Einzelfällen von den Krankenkassen in vollem Umfang bezahlt, darüber sollte man sich rechtzeitig informieren.

Inländische Kneippkurorte:

Aulendorf (Verkehrsamt 7960 Aulendorf)
Lage: in Oberschwaben nördlich von Ravensburg (Baden-Württemberg).
Heilanzeigen: Psychosomatische Krankheiten, Krebsnachsorge, Erkrankungen von Herz, Kreislauf, Blutgefäßen, Atmungs-, Verdauungsorganen und auch Stoffwechselstörungen.
Kurmittel: Kneippanwendungen, Spezialbäder.

Bad Bergzabern (Kurverwaltung 6748 Bad Bergzabern)
Lage: an der südlichen Weinstraße (Rheinland-Pfalz).
Heilanzeigen: Erkrankungen von Herz, Kreislauf, Atmungsorganen, Rheuma, Bandscheibenschäden, Verdauungs- und Stoffwechselstörungen, Frauenkrankheiten, Nervenleiden, Erschöpfungszustände.
Kurmittel: Kneippanwendungen, Thermalbad, Inhalatorium, Bewegungstherapie.

Bad Berleburg (Verkehrsbüro 5920 Bad Berleburg)
Lage: am Südhang des Rothaargebirges bei Siegen (Nordrhein-Westfalen).
Heilanzeigen: Psychosomatische Krankheiten, Allergien, Herz-, Kreislauf- und Ge-

fäßkrankheiten, Verdauungs- und Stoffwechselstörungen, Rheuma, Erschöpfungszustände, Regeneration nach Operationen und Unfällen.
Kurmittel: Kneippanwendungen, Fango, Inhalationen, Bewegungstherapie.

Bad Camberg (Kurverwaltung 6277 Bad Camberg)
Lage: im Taunus bei Limburg (Hessen).
Heilanzeigen: Herz-Gefäß-Erkrankungen, nervöse Funktionsstörungen, allgemeine Vorsorge und Rehabilitation.
Kurmittel: Kneippanwendungen, Fango, Lehm.

Bad Peterstal-Griesbach (Kurverwaltung 7605 Bad Peterstal-Griesbach)
Lage: im Schwarzwald westlich von Freudenstadt (Baden-Württemberg).
Heilanzeigen: Erkrankungen von Herz und Kreislauf, Rheuma, Nerven- und Frauenleiden.
Kurmittel: Kneippanwendungen, eisen- und kohlensäurehaltiges Mineralwasser für Trink- und Badekuren, Moor.

Bad Waldsee (Kurverwaltung 7967 Bad Waldsee)
Lage: in der Nähe von Ravensburg (Baden-Württemberg).
Heilanzeigen: Rheuma, Muskel- und Nervenleiden, Durchblutungsstörungen, Unterleibserkrankungen.
Kurmittel: Kneippanwendungen, Moor, Massagen, Bewegungstherapie.

Bad Wörishofen (Kurdirektion 8939 Bad Wörishofen)
Lage: Kneipps Heimatort bei Mindelheim (Bayern).
Heilanzeigen: Herz-Gefäß-Krankheiten, Verdauungs- und Stoffwechselstörungen, hormonelle und nervöse Funktionsstörungen, Erkrankungen der Atmungsorgane, Regeneration bei Alterserscheinungen.
Kurmittel: Kneippanwendungen, Massagen, Elektro- und Bewegungstherapie.

Boppard-Bad Salzig (Verkehrsamt 5407 Boppard 1)
Lage: am Rhein (Rheinland-Pfalz).
Heilanzeigen: Verdauungs- und Stoffwechselstörungen.
Kurmittel: Kneippanwendungen, Thermalbäder und -trinkkuren, Fango, Massagen.

Daun (Kuramt 5568 Daun)
Lage: in der Vulkaneifel (Rheinland-Pfalz).
Heilanzeigen: Verdauungs- und Stoffwechselstörungen, Herz-, Gefäß- und Atemwegskrankheiten, Erkrankungen des Bewegungsapparats und der ableitenden Harnwege, seelisch-nervöse Funktionsstörungen, Schwächezustände.
Kurmittel: Kneippanwendungen, Bade- und Trinkkuren, Klimakuren.

Füssen (Kurverwaltung 8958 Füssen)
Lage: in Alpennähe im Ostallgäu (Bayern).
Heilanzeigen: Herz-Gefäß-Krankheiten, Verdauungs- und Stoffwechselstörungen, Erkrankungen des Bewegungsapparats, nervöse Funktionsstörungen, Regeneration nach Operationen.
Kurmittel: Kneippanwendungen, Kalziumsulfatquelle für Bade- und Trinkkuren, Moor, Schrothkur, Bewegungstherapie.

Hindelang (Kurverwaltung 8973 Hindelang)
Lage: in den Allgäuer Alpen bei Sonthofen (Bayern).
Heilanzeigen: Herz-, Kreislauf-, Atemwegserkrankungen, Rheuma, Unterleibsleiden, nervöse Funktionsstörungen, Erschöpfungszustände.
Kurmittel: Kneippanwendungen, Moor, Schwefel, Massagen, Klimakuren.

Malente-Gremsmühlen (Kurverwaltung 2427 Malente-Gremsmühlen)
Lage: in der Holsteinischen Schweiz (Schleswig-Holstein).
Heilanzeigen: Erkrankungen von Herz, Gefäßen, Atmungsorganen, Rheuma, Stoffwechselstörungen, Beschwerden während der Wechseljahre, nervöse Funktionsstörungen, zur Rehabilitation.
Kurmittel: Kneippanwendungen, Trinkkuren, Massagen, Elektrotherapie.

Oberstaufen (Kurverwaltung 8974 Oberstaufen)
Lage: im Allgäu westlich von Sonthofen (Bayern).
Heilanzeigen: Herz-Kreislauf-Störungen, Magen-Darm-Leiden, Erkrankungen der Atmungsorgane, Rheuma, Hautleiden, Augenkrankheiten, hormonelle Störungen, Beschwerden während der Wechseljahre.
Kurmittel: Kneippanwendungen, Fango, Moor, Massagen, Schrothkur, Inhalatorium, Klimakuren.

Oberstdorf (Kurverwaltung 8980 Oberstdorf)
Lage: in den Allgäuer Alpen (Bayern).
Heilanzeigen: Erkrankungen von Herz, Kreislauf, Atmungsorganen, des Bewegungsapparates, der Nerven und des Stoffwechsels.
Kurmittel: Kneippanwendungen, Fango, Schrothkur, Klimakuren.

Radolfzell-Mettnau (Verkehrsamt 7760 Radolfzell)
Lage: am Bodensee (Baden-Württemberg).
Heilanzeigen: Herz-Kreislauf-Erkrankungen, Blutdruckveränderungen, Durchblutungsstörungen der Beine, Stoffwechselstörungen, seelisch-nervöse Funktionsstörungen, Erschöpfungszustände, Rekonvaleszenz.
Kurmittel: Kneippanwendungen, Massagen, Inhalatorium, Bewegungstherapie.

Sankt Blasien (Kurverwaltung 7822 Sankt Blasien)
Lage: im südlichen Schwarzwald (Baden-Württemberg).
Heilanzeigen: Erkrankungen von Herz, Kreislauf und Atmungsorganen, seelisch-nervöse Funktionsstörungen, Erschöpfungszustände, Rekonvaleszenz.
Kurmittel: Kneippanwendungen, Bäder, Massagen, Klimakuren.

Titisee-Neustadt (Kurverwaltung 7820 Titisee-Neustadt)
Lage: im Hochschwarzwald (Baden-Württemberg).
Heilanzeigen: Erkrankungen von Herz, Kreislauf und Atemwegen, Übergewicht, Stoffwechselstörungen, Verschleißerkrankungen am Bewegungsapparat, Allergien, Beschwerden während der Wechseljahre, Erschöpfungszustände.
Kurmittel: Kneippanwendungen, Massagen, Bäder, Packungen, Inhalatorium, Bewegungstherapie, Klimakuren.

Überlingen (Kurverwaltung 7770 Überlingen)
Lage: am Bodensee (Baden-Württemberg).
Heilanzeigen: Herz-Kreislauf-Erkrankungen, Verdauungs- und Stoffwechselstörungen, Übergewicht, Frauenkrankheiten, Rheuma, Bandscheibenschäden, Erschöpfungszustände, Rehabilitation.
Kurmittel: Kneippanwendungen, Moor, Massagen, Gymnastik, Atemtherapie.

Vallendar (Verbandsgemeindeverwaltung 5414 Vallendar)
Lage: am Rhein bei Koblenz (Rheinland-Pfalz).
Heilanzeigen: Herz-Kreislauf-Störungen, Atemwegserkrankungen, Rheuma und Bandscheibenschäden, hormonelle und seelisch-nervöse Funktionsstörungen, Nervenleiden, Stoffwechselstörungen.
Kurmittel: Kneippanwendungen, Bäder, Packungen, Massagen, Elektrotherapie, Inhalatorium, Bewegungstherapie.

Willingen/Upland (Kurverwaltung 3542 Willingen/Upland 1)
Lage: im Hochsauerland (Hessen).
Heilanzeigen: Herzerkrankungen, Bluthochdruck, Blutarmut, seelisch-nervöse Funktionsstörungen, Erschöpfungszustände, Rekonvaleszenz, Haltungsschwäche bei Kindern.
Kurmittel: Kneippanwendungen, Bäder, Massagen, Packungen, Inhalatorium, Bewegungstherapie, Klimakuren.

Ausländische Kurorte mit Kneippanwendungen:

Österreich

Auskünfte bei den Kur- und Gemeindeverwaltungen in

A-8990 Bad Aussee
A-9530 Bad Bleiberg
A-5422 Bad Dürrnberg
A-2500 Baden bei Wien
A-5630 Bad Hofgastein
A-4190 Bad Leonfelden
A-2540 Bad Vöslau
A-4101 Feldkirchen an der Donau
A-8230 Hartberg
A-6942 Krumbach
A-6951 Lingenau
A-7123 Mönchhof
A-5423 St. Koloman
A-5092 St. Martin bei Lofer
A-6780 Schruns
A-5350 Strobl am Wolfgangsee
A-9622 Weißbriach
A-4902 Wolfsegg

Schweiz

Auskünfte bei den Kur- und Gemeindeverwaltungen in

CH-3803 Beatenberg
CH-8374 Dussnang
CH-9410 Heiden
CH-7062 Passugg bei Chur
CH-5707 Seengen

Übriges Ausland

Auskünfte bei folgenden Adressen:

Vegetar kur- og kursusstedet sundgarden, Slotsgade 10, DK-5953 Tranekaer (Dänemark)
Maison de Repos de La Chabrevie, Chateau-L'Evêque, F-24460 Agonac (Frankreich)
Metropole Terme, I-35031 Abano Terme-PD (Italien)
Mirabella, Garibaldistraße 35, I-39012 Meran (Italien)
Kurhotel Hippocrates, Girona/Costa Brava (Spanien)
Reformhotel Tierra de Oro, Los Realejos/Tenerife Islas Canarias (Spanien)

So hilft die Kneippkur

Die Kneipptherapie wurde vor allem durch die verschiedenen Wasseranwendungen bekannt, die im Mittelpunkt der Kur stehen, beschränkt sich aber keineswegs darauf, wie oft angenommen wird. Als Ganzheitsbehandlung umfaßt sie außerdem Bewegungs- und Ernährungstherapie sowie die Ordnungstherapie für das Seelenleben. Die verschiedenen Maßnahmen ergänzen und verstärken einander in ihren Wirkungen und sollten deshalb gemeinsam durchgeführt werden, damit man eine umfassende Vorsorge und Therapie erzielt.
Wie mehrfach erwähnt eignen sich nicht alle Kneippschen Anwendungen für den Hausgebrauch. Die folgenden Kapitel stellen jeweils die Maßnahmen vor, die zur täglichen Vorsorge, alleinigen Therapie leichterer Erkrankungen und ergänzenden Behandlung in anderen Fällen angezeigt sind. Weitere im Einzelfall erforderliche Anwendungen verordnet der Therapeut.

Wasser als Grundlage der Kur

Die Gesundheitslehre von Pfarrer Kneipp beruht auf seinen eigenen Erfahrungen mit der Wasserbehandlung. Diese machte ihn weltbekannt und bildet auch heute noch die Grundlage der Kneipptherapie. Das mindert aber nicht die Bedeutung seiner anderen Empfehlungen, denn erst von der sinnvollen Kombination der verschiedenen Kneippschen Maßnahmen kann man den bestmöglichen Erfolg erwarten, aber es war eben die Wasserkur, bei der Kneipp bahnbrechende Arbeit leistete.

Hydrotherapie im Wandel der Zeit

Die Behandlung mit Wasser (Hydrotherapie) war keine Erfindung Kneipps, sondern wurde seit Urzeiten angewendet. Kneipps Bedeutung für die moderne Wasserheilkunde ergibt sich daraus, daß er die einfachen Anwendungen gründlich erforschte und daraus ein System genau dosierter Mittel entwickelte, das sich jedem Patienten individuell anpassen ließ. Erst damit konnte die Wassertherapie sich allgemein durchsetzen.

Erste Erfahrungen mit Wasserkuren

Vorbilder für die ersten Behandlungsversuche mit Wasser waren vermutlich die Tiere, die damit instinktiv ihre Verletzungen kühlten und deren Heilung förderten. Aus ihrer Beobachtung lernte der Mensch damals wohl, sich die Heilkraft des Wassers zunutze zu machen, wobei er noch weitgehend seinem Instinkt folgte.
Mit der Zivilisierung wurde das Wasser später bewußter zur Behandlung eingesetzt. Man untersuchte zum Beispiel, bei welchen Erkrankungen sich die verschiedenen Formen der Therapie besonders gut eigneten, und baute danach die wissenschaftliche Hydrotherapie auf. Von da an wurde sie von den Ärzten und Priestern zur Vorsorge und Behandlung von Krankheiten angewendet. Besondere Bedeutung erlangte die Wasserheilkunde im alten Ägypten, Persien und antiken Rom.
Bald wandte man sich aber neuen Heilverfahren zu, die Wassertherapie geriet nahezu in Vergessenheit. Nur als Hausmittel des einfachen Volks blieb sie erhalten. Im Mittelalter galt das Wasser gar als unfein und wurde in gehobenen Kreisen kaum noch zur Reinigung und erst recht nicht zur Behandlung verwendet. An seiner Stelle benutzte man wohlriechende Essenzen, die zwar nicht reinigten, aber wenigstens den üblen Geruch des ungewaschenen Körpers übertönten.
Nach Jahrhunderten entdeckte man die Heilkraft des Wassers in der Medizin wieder.

Die Schweidnitzer »Wasser-Hähne«

Die moderne Hydrotherapie nahm im 18. Jahrhundert von Schweidnitz in Schlesien ihren Ausgang. Dort praktizierte der Stadtarzt Dr. Sigmund Hahn, der bei manchen seiner Patienten versuchsweise auch einfache Wasseranwendungen verordnete und damit zum Teil recht gute Erfolge erzielte. Seine Erfahrungen gab er an seinen Sohn Dr. Johann Sigmund Hahn weiter, mit dem er einige Zeit gemeinsam arbeitete. Im Volksmund brachte die Hydrotherapie den beiden Ärzten den Spitznamen »Wasser-Hähne« ein.
Die Wasseranwendungen der Schweidnitzer Stadtärzte waren aber noch viel zu einfach, als daß sie sich hätten allgemein durchsetzen können. Man nahm die Versuche der beiden Mediziner einfach nicht ernst, sondern verspottete sie. Immerhin erreichten sie durch ihre Erfolge aber, daß das Heilmittel Wasser wieder aus seinem jahrhundertelangen Schattendasein heraustrat. Und die Patienten, denen sie damit halfen, schworen auf diese wieder entdeckte Heilmethode.

Der Sonderling Vincenz Prießnitz

Auch der Laientherapeut Vincenz Prießnitz, ein Bauernsohn aus Gräfenberg, schaffte es noch nicht, der Wasserheilkunde zum endgültigen Durchbruch zu verhelfen. Er studierte die alten Überlieferungen und die Arbeiten der Schweidnitzer »Wasser-Hähne« dazu und entwickelte daraus seine Wassertherapie. Trotz einiger Verbesserungen blieb sie aber immer noch zu grob und konnte vielen Patienten nicht richtig helfen, sondern sogar schaden.

Da Prießnitz das frühzeitig erkannte, unterzog er alle, die in seine Wasserheilanstalt auf dem väterlichen Bauerngut Gräfenberg kamen, einer kritischen Prüfung. Nicht wenige wies er zurück und verhielt sich dabei so barsch und mürrisch, daß er dem Ansehen der Wasserheilkunde eher zusätzlich schadete.
Trotz seiner groben, sonderlichen Art kamen viele Patienten zu Prießnitz, denn er half vielen und genoß bald einen guten Ruf. Als medizinischer Laie konnte er sich in der Schulmedizin aber nicht durchsetzen, wurde verkannt und angefeindet und starb früh und verbittert. Der von ihm entwickelte naßkalte Prießnitzwickel wird auch heute noch angewendet, seine anderen Kaltwasserheilmethoden dagegen wurden durch Kneipps Weiterentwicklung der Wassertherapie überholt und überflüssig.

Von der »Roßkur« zum Heilmittel –
Kneipps Verdienste um die Wassertherapie

Erst durch Pfarrer Kneipp erlangte die Wasserbehandlung im letzten Jahrhundert endlich gebührende Anerkennung. Zwar mußte auch er lange Zeit gegen die Widerstände der etablierten Medizin kämpfen, schaffte es schließlich aber, sich durchzusetzen.
Obwohl seine ersten Erfahrungen mit den Bädern in der eiskalten Donau Kneipp zeigten, daß auch eine derartige »Roßkur« sogar bei einer so schweren Erkrankung noch helfen kann, verfiel er nicht dem Fehler, das zu verallgemeinern. Bald schon sah er ein, daß nur die wenigsten Kranken dieser anstrengenden Behandlung gewachsen waren, und ging daran, sie zu verfeinern. Dabei führte er unzählige Selbstversuche durch, um aus den Reaktionen seines Körpers zu lernen, und erprobte die neue Wassertherapie dann an seinen kranken Pfarrkindern.
Im Lauf der Zeit entstand so ein System aus über 120 einzelnen Wasseranwendungen, die mit den einfachen Maßnahmen der »Wasser-Hähne« oder denen von Prießnitz nicht mehr viel gemeinsam hatten. Sehr genau ließen sie sich auf die Konstitution, das Alter und die Krankheit eines Menschen abstimmen und beschränkten sich außerdem nicht mehr nur auf kaltes Wasser, sondern nutzten auch warme und wechselwarme Anwendungen. Damit war eine Grundforderung erfüllt, die man an jedes moderne Heilmittel stellen muß – die genaue Dosierbarkeit.
Es war ein langer Weg von den einfachsten Wasseranwendungen des Altertums, die man den Tieren abgeschaut hatte, bis zum Kneippschen Therapiesystem, das in seinen Grundzügen nicht mehr verbessert werden kann. Daß sich die Hydrotherapie allen Anfeindungen zum Trotz über die Jahrtausende gehalten hat, beweist überzeugend ihren Wert für die Vorsorge und Therapie. In Kneipps Lebenswerk, das sie aus dem Aschenbrödeldasein eines einfachen, oft viel zu groben Volksheilmittels herausführte, findet die Wasserbehandlung ihren krönenden Abschluß. Auch wenn an dieser Entwicklung viele Heilkundige beteiligt waren, auf deren Erfahrungen und Überlieferungen Kneipp aufbauen konnte, bleibt es doch sein unbestreitbares Verdienst, alle ihre Schwächen ausgemerzt und sie dadurch erst auch für den streng naturwissenschaftlich denkenden Schulmediziner »hoffähig« gemacht zu haben.

Wirkungsweise und Durchführung der Wasserbehandlung

In grauer Vorzeit nutzte man das Wassser wahrscheinlich vorwiegend zur Kühlung von Wunden, die sich der Steinzeitjäger im Kampf ums Überleben zuzog. Wie wir aus Überlieferungen wissen, wurde die Liste der Heilanzeigen aber schon früh beträchtlich erweitert. Erst Kneipp und seine unmittelbaren Vorgänger erkannten aber, daß die Heilkraft des Wassers bei nahezu allen Krankheiten zumindest zur ergänzenden Behandlung angezeigt ist.
Kneipp verdanken wir auch die Aufklärung der Wirkungsweise des Wassers und viele einzelne Anwendungstechniken. Es steht fest, daß nicht das Wasser selbst die Heilwirkungen hervorruft, denn sein Druck und Auftrieb spielen meist nur eine untergeordnete Rolle. In erster Linie erklärt sich die Wirkung aus dem Temperaturunterschied, der zwischen Haut und Wasser besteht. Aus diesem Grund sind indifferente Wasseranwendungen mit einer Temperatur zwischen 35° C und 37° C medizinisch auch weitgehend unwirksam, denn dabei besteht kein nennenswerter Unterschied mehr zur Hauttemperatur. Erst bei stärkeren Abweichungen von dieser Indifferenztemperatur nach oben oder unten reagieren Blutgefäße, Nervensystem, Stoffwechsel und Abwehr in der gewünschten Weise. Die universelle Bedeutung des Heilmittels Wasser erklärt sich daraus, daß eines dieser vier Systeme – nicht selten auch alle vier zusammen – bei jeder Krankheit eine Rolle spielt. Deshalb kann man durch ihre Beeinflussung praktisch auch jede Krankheit allein oder ergänzend behandeln.

Kaltes Wasser, abhärtend und anregend

Naturkaltes Wasser, das etwa mit einer Temperatur zwischen 12° C und 18° C aus der Wasserleitung kommt und manchmal nach Verordnung des Therapeuten noch durch Zusatz von Eisstückchen weiter abgekühlt wird, wirkt am stärksten auf den Organismus. Hauptsächlich tritt dadurch eine Anregung der Durchblutung mit Erhöhung des Blutdrucks, Aktivierung der Nerven-, Stoffwechsel- und Abwehrfunktionen (Abhärtung) ein. Erkennbar wird die Wirkung an der Rötung und Erwärmung des behandelten Körperabschnitts, dem ein kurzer, schneidender, meist nicht als sehr unangenehm empfundener Kälteschmerz vorangehen kann. Das zeigt an, daß die erwünschte Reaktion eingetreten ist und die Behandlung beendet werden muß.
Die erfolgreiche Kaltwasserbehandlung setzt allerdings voraus, daß der Körper in der Lage ist, darauf mit entsprechend vermehrter Produktion von Eigenwärme zu reagieren. Bei verweichlichten, geschwächten und alten Menschen gelingt das anfangs oft nicht ausreichend. Dann muß zunächst durch lauwarme, wechselwarme oder warme Anwendungen behandelt werden, sonst schadet die Wassertherapie. Erst wenn sich im Lauf der Zeit die Reaktionsfähigkeit des Körpers normalisiert hat, darf man zu den stärker wirkenden kalten Anwendungen übergehen. Es gehört zu den wichtigsten Fortschritten der Wasserbehandlung, daß Kneipp das erkannte und neben dem kalten Wasser auch Anwendungen mit warmem Wasser einführte.

Aber auch wenn der Körper normalerweise ausreichend auf kalte Wasserreize reagiert, können sie nicht verträglich sein, wenn er zu Beginn der Behandlung ausgekühlt ist. Dann holt man sich leicht eine Erkältung oder gar eine schlimme Krankheit. Dem beugt man vor, indem man den Behandlungsraum ausreichend beheizt (je nach persönlicher Empfindlichkeit sind Temperaturen zwischen 20° C und 24° C angemessen) und etwas Gymnastik betreibt, um durch Anregung der Durchblutung den Körper gut zu erwärmen. Falls während der kurzen Kaltwasseranwendungen, die im allgemeinen nur 10 bis 30 Sekunden dauern, Frösteln auftritt, darf die Behandlung nicht fortgesetzt werden. Man beendet sie sofort und legt sich ins vorgewärmte Bett oder betreibt Gymnastik, bis sich der Körper wieder gut erwärmt hat. Gleiches gilt, wenn während der Behandlung Schwindel, Herzbeschwerden und ähnliche Symptome am Herz-Kreislauf-System auftreten.

Entspannung durch warmes Wasser

Warmes Wasser verwendet man mit Temperaturen über 37° C, aber niemals zu heiß, sonst kommt es zu Hautschäden bis hin zur gefährlichen Verbrühung. Man führt dem Körper dadurch passiv Wärme von außen zu. Das ist besonders dann erforderlich, wenn er zu verweichlicht oder geschwächt ist, um auf Kaltwasserreize ausreichend Eigenwärme zu produzieren.

Warmes Wasser erweitert die Blutgefäße und läßt den Blutdruck sinken, beruhigt und entspannt und bringt die Ausscheidung von Schlacken über die Haut (mit dem Schweiß) in Gang. Von Nachteil ist die längere Zeit anhaltende allgemeine Erschlaffung, die man vermeidet, indem man die Therapie mit einer kurzen Kaltwasseranwendung beendet; da der Körper durch das warme Wasser gut erwärmt wurde, können auch die Patienten, denen kaltes Wasser grundsätzlich verboten ist, damit enden (im Zweifel muß der Therapeut befragt werden).

Nach der Warmwasserbehandlung, die grundsätzlich nicht länger als 20 Minuten dauern sollte, ruht man noch einige Zeit im vorgewärmten Bett, das verbessert die Wirkung. Zum Schluß bringt man dann die Durchblutung wieder durch etwas Gymnastik in Gang.

Ansteigende und wechselwarme Anwendungen

Neben den rein kalten oder warmen Wasseranwendungen eignen sich auch noch zwei Sonderformen: Ansteigende und wechselwarme Anwendungen. Beide werden vorwiegend als Teil- oder Vollbäder durchgeführt.

Die Wasserbehandlung mit ansteigenden Temperaturen beginnt bei 35° C (indifferent). Nach kurzer Zeit läßt man langsam (innerhalb von 5 bis 10 Minuten) vorsichtig heißes Wasser nachfließen, bis die Wassertemperatur 39° C bis 41° C beträgt.

Ansteigende Wasseranwendungen regen die Durchblutung besser als warmes Wasser an, weil sich der Temperaturreiz allmählich verstärkt, führen außerdem zur verstärkten Ausscheidung von Schlacken über die Haut und lindern Krämpfe und Koliken

besser. Nach der Anwendung, die 15 bis 20 Minuten dauert, verhält man sich wie bei der Behandlung mit warmem Wasser.
Bei wechselwarmen Anwendungen wirken nacheinander warme und kalte Wasserreize auf den Körper. Dadurch verstärkt man die Wirkung warmer Anwendungen, ohne die Anstrengung der Therapie mit kaltem Wasser in Kauf nehmen zu müssen. Wegen der raschen Umstellung von warm nach kalt und umgekehrt beeinflussen wechselwarme Anwendungen die Durchblutung besonders gut und eignen sich auch zur Abhärtung. Sie empfehlen sich vor allem, wenn reine warme Anwendungen nicht zufriedenstellend wirken und kalte nicht vertragen werden.
Von entscheidender Bedeutung bei der Therapie ist, daß man so rasch wie möglich zwischen warmem und kaltem Wasser wechselt. Man beginnt warm, wechselt dann kurz zu kalt und kehrt ins warme Wasser zurück. Insgesamt wird 1- bis 3mal gewechselt und immer kalt beendet. Danach verhält man sich wie bei warmen Anwendungen, die mit einem kalten Guß beendet wurden.

Kräuter und andere Zusätze zum Wasser

Im Lauf seines Lebens bildete sich Pfarrer Kneipp selbst zu einem hervorragenden Kräuterfachmann aus. In vielen Selbstversuchen erprobte er die Heilpflanzen seiner Umgebung und lernte einige davon hoch schätzen. So lag es nahe, daß er sie auch in seine Wasserbehandlung einbaute, um die Wirkung zu verstärken. Besonders gut eignen sich solche Zusätze zu Bädern, Dämpfen, Auflagen und Wickeln.
Heute verwendet man neben Heilpflanzen auch noch einige andere Zusätze, die bei guter Verträglichkeit die Wirkungen des Wassers ebenfalls unterstützen.

Bewährte Zusätze:

Ackerschachtelhalm bei Gicht, Gelenkrheuma, Hautkrankheiten und Allergien;
Ameisenspiritus zur Anregung der Durchblutung, bei Muskel-, Gelenkrheuma und Nervosität;
Baldrian bei Nervosität und Schlafstörungen;
Eichenrinde bei übermäßigem Schwitzen an Händen und Füßen, Entzündungen und Ekzemen der Haut, Juckreiz und Hämorrhoiden;
Fichtennadeln bei Nervosität, Schlafstörungen, Muskel- und Gelenkrheuma sowie bei Nervenschmerzen;
Haferstroh bei Gicht , Gelenkrheuma und chronischen Hautleiden;
Harnstoff bei verschiedenen Hauterkrankungen (nur nach fachmännischer Verordnung);
Heublumen bei Gelenkrheuma, Hexenschuß, zur Entschlackung über die Haut und Anregung des Stoffwechsels;
Kalmus bei Nervosität, Erschöpfungs- und Schwächezuständen, zur Anregung des Stoffwechsels und ergänzend bei Blutarmut;
Kamille bei Hautentzündungen, -eiterungen und Hämorrhoiden;

Kleie bei Reizungen, Entzündungen und Juckreiz der Haut, insbesondere bei Hautallergien;
Lavendel bei Nervosität, nervösen Erschöpfungs- und Schwächezuständen;
Lehm bei Entzündungen und Eiterungen der Haut, Wunden, Geschwüren, zur Ausscheidung von Schlacken über die Haut und bei Gelenkrheuma;
Meersalz bei Hauterkrankungen, Allergien der Haut, zur Anregung des Stoffwechsels, bei Erschöpfungs- und Schwächezuständen, Blutarmut und Rheuma (nur nach fachmännischer Verordnung);
Melisse bei Nervosität, Schlafstörungen, anderen nervösen Symptomen vor allem am Herz-Kreislauf- und Verdauungssystem, bei Nervenschmerzen und Menstruationsstörungen;
Moor bei Hautkrankheiten, Muskel- und Gelenkrheuma, Störungen während der Menstruation und Wechseljahre (nur nach fachmännischer Verordnung);
Rosmarin bei niedrigem Blutdruck, Muskel-, Gelenkrheuma, Verrenkungen und Verstauchungen (nie nach 17 Uhr anwenden, sonst kann es zu Schlafstörungen kommen);
Salz (Viehsalz) bei Rheuma, Erkrankungen der Atemwege und zur allgemeinen Anregung (nur nach fachmännischer Verordnung);
Seife bei Hautleiden und Erkrankungen der Atemwege (nur nach fachmännischer Verordnung);
Thymian bei Bronchitis, Bronchialasthma und anderen Erkrankungen der Atemwege;
Wacholder bei Rheuma, Abnutzung der Gelenke, Ischias, Hautkrankheiten, zur Anregung des Stoffwechsels, der Nierenfunktionen und der Ausscheidung von Schlakken über die Haut (nie bei Nierenleiden verwenden).

Die Wirkstoffe der Zusätze werden teils über die Haut aufgenommen, bei Bädern und Dämpfen zum Teil auch eingeatmet. Sie sind alle rezeptfrei erhältlich und werden nach Gebrauchsanweisung verwendet.

Wasseranwendungen für den Hausgebrauch

Längst nicht alle der über 120 Anwendungen der Kneipptherapie eignen sich für den Hausgebrauch. Manche sind so stark wirksam, daß sie stets vom Therapeuten verordnet werden müssen, auch wenn man sie dann zu Hause durchführen darf, andere erfordern spezielle Einrichtungen, die nur in einer Badeanstalt vorhanden sind. Wir beschränken uns hier auf jene Anwendungen, die auch zur Selbsthilfe geeignet sind. Die Wirkung hängt meistens entscheidend von der richtigen Durchführung ab, die folgenden Anleitungen dazu müssen deshalb genau beachtet werden.

Güsse, Kneipps eigene »Erfindung«

Die Güsse, die im allgemeinen kalt angewendet werden, entwickelte Pfarrer Kneipp selbst. Sie gehören zu den wichtigsten Methoden der Wasserheilkunde und brachten Kneipp den volkstümlichen Beinamen »Gießkannenpfarrer« ein, da er die Güsse noch mit großen Wasserkannen durchführte. Um eine Unterkühlung durch das kalte Wasser zu vermeiden, ließ er seine Patienten selbst die Handpumpe bedienen, die das Wasser heraufbeförderte. Durch diese Anstrengung erwärmte sich ihr Körper gut genug, um den Kaltwasserreiz zu vertragen.

Bei den Güssen kommt es darauf an, daß man das Wasser mit nicht zu hohem Druck auf die Haut treffen läßt, wo sich ein geschlossener Wassermantel bilden muß. Darunter kommt es dann zur Rötung und Erwärmung als Reaktion, die sich nach ungefähr einer Minute einstellt. Zur Selbstbehandlung in der Badewanne ist es notwendig, den üblichen Duschkopf von den Armaturen zu entfernen, denn damit erreicht man nie den Wasserdruck und den geschlossenen Wassermantel auf der Haut. An seiner Stelle schiebt man einen etwa 2 cm dicken Gummischlauch über den Wasseranschluß. (Diese kleine Veränderung erfordert keine besonderen handwerklichen Fähigkeiten und ist rasch erledigt.) Dann hebt man die Schlauchmündung senkrecht nach oben und stellt den Druck des kalten Wassers so ein, daß es etwa eine Handbreit hoch heraussprudelt.

Die Anwendung erfolgt in der zu jedem Guß angegebenen richtigen Reihenfolge. Dazu läßt man das Wasser aus 5 bis 10 cm Entfernung auf die Haut treffen und achtet darauf, daß sich ein geschlossener Wassermantel bildet. Sobald Rötung und Erwärmung als Reaktion eintreten, wird der Guß beendet und das Wasser oberflächlich mit der Handkante von der Haut abgestrichen. Danach legt man sich noch für etwa 30 Minuten ins vorgewärmte Bett oder sorgt durch Gymnastik dafür, daß die Haut vollends trocknet. Nur wenn es sich nicht vermeiden läßt, die Wohnung gleich nach der Anwendung zu verlassen, wird die Haut mit einem recht groben Frotteetuch kräftig abgetrocknet.

Für den Hausgebrauch eignen sich die nachstehenden einfacheren Güsse, alle anderen bleiben der Verordnung vorbehalten und müssen oft in einer Badeanstalt durchgeführt werden. Das gilt vor allem für Vollgüsse und eine besonders stark wirksame Form, die als Blitzguß bezeichnet wird. Dabei trifft der Wasserstrahl aus 4 m Entfernung mit einem Druck von 2 bis 3 bar auf den Körper.

Kopfguß

Durchführung: Der Guß beginnt hinter dem rechten Ohr und wird über das linke Ohr und die Stirn einmal um den Kopf herumgeführt, bis man wieder beim rechten Ohr ankommt. Von hier aus führt man den Wasserstrahl dann in zunehmend kleineren Kreisen empor zum Scheitel, wo man etwa 5 Sekunden wartet, damit sich der geschlossene Wassermantel bilden kann. Dann leitet man den Guß in zunehmend größeren Kreisen wieder nach unten und beendet ihn hinter dem rechten Ohr.

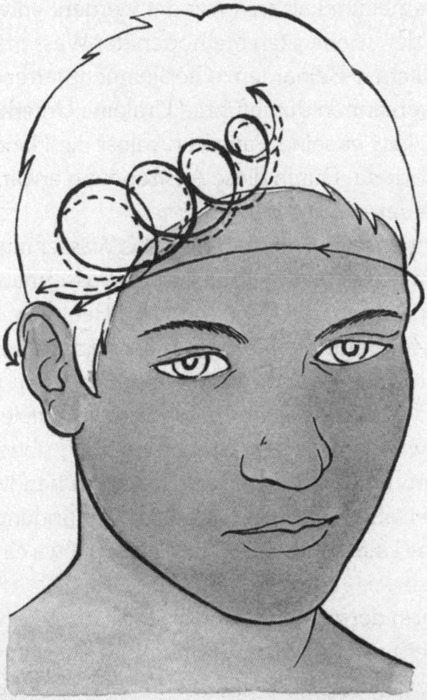

Abb. 1 Kopfguß

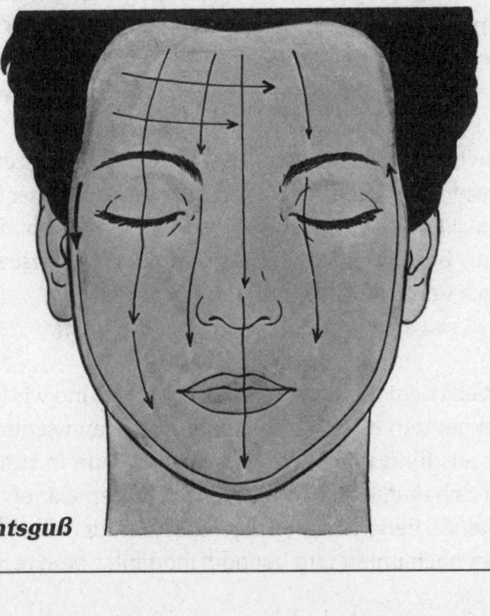

Abb. 2 Gesichtsguß

Heilanzeigen: Anregung der Durchblutung bei Haarausfall, Erkrankungen des Haarbodens, bei Hör-, Sehstörungen und Mittelohrentzündungen.

Gesichtsguß
Durchführung: Unter der rechten Schläfe setzt man den Wasserstrahl an, führt ihn nach unten zum Kinn und links aufwärts bis unter die linke Schläfe. Danach begießt man die Stirn mit mehreren Querstrichen von rechts nach links, anschließend das übrige Gesicht von der Stirn bis zum Kinn mit mehreren Längsstrichen von oben nach unten, mit denen man ebenfalls rechts beginnt. Zum Abschluß führt man den Guß von der rechten Schläfe aus abwärts einmal oval um das ganze Gesicht.
Heilanzeigen: Anregung der Durchblutung zur täglichen Gesichtspflege, unreine Gesichtshaut, Kopfschmerzen, Nervenschmerzen im Gesicht.

Ohrguß
Durchführung: Da kein Wasser in die Ohren eindringen soll, verschließt man sie mit Watte. Auch wenn eine Erkrankung nur ein Ohr betrifft, begießt man nacheinander das rechte und linke Ohr. Der Guß beginnt hinter dem Ohr und wird mehrmals in Kreisen um die Ohrmuschel herumgeführt.
Heilanzeigen: Durchblutungsstörungen im Ohr, Hörstörungen bis zur Schwerhörigkeit, Mittel- und Innenohrentzündungen.

Armguß
Durchführung: Dazu stellt man einen Schemel (oder ähnliches) in die Badewanne und stützt sich mit den Händen darauf, der Guß wird von einem sachkundigen Helfer durchgeführt. Er beginnt am rechten Handrücken und wird außen am Arm zur Schulter emporgeleitet, wo man 10 Sekunden wartet, damit sich ein breiter Wassermantel auf dem Arm bildet; dann kehrt man außen am rechten Arm zum Handrücken zurück, wiederholt den Guß nochmals am rechten Arm außen und führt ihn dann in gleicher Weise 2mal am linken Arm außen durch. Anschließend wird der rechte Arm innen von der Hand bis in die Achselhöhle und zurück 2mal begossen, zum Abschluß in gleicher Weise die Innenseite des linken Arms.
Heilanzeigen: Anregung der Durchblutung (vor allem des Herzens), der Atmung und des Stoffwechsels, ergänzend bei Erkrankungen des Herz-Kreislauf-, Atmungssystems und bei Stoffwechselstörungen, rheumatische Erkrankungen im Arm.

Knieguß
Durchführung: Auch dazu benötigt man wieder einen kundigen Helfer, der den Guß am stehenden Patienten durchführt. Zuerst begießt man den rechten Fußrücken 3mal vor und zurück, dann leitet man den Wasserstrahl außen am rechten Unterschenkel zur Kniekehle, wartet hier 10 Sekunden, damit sich der Wassermantel bildet, und kehrt innen am rechten Unterschenkel zum Fuß zurück. Links führt man den Knieguß

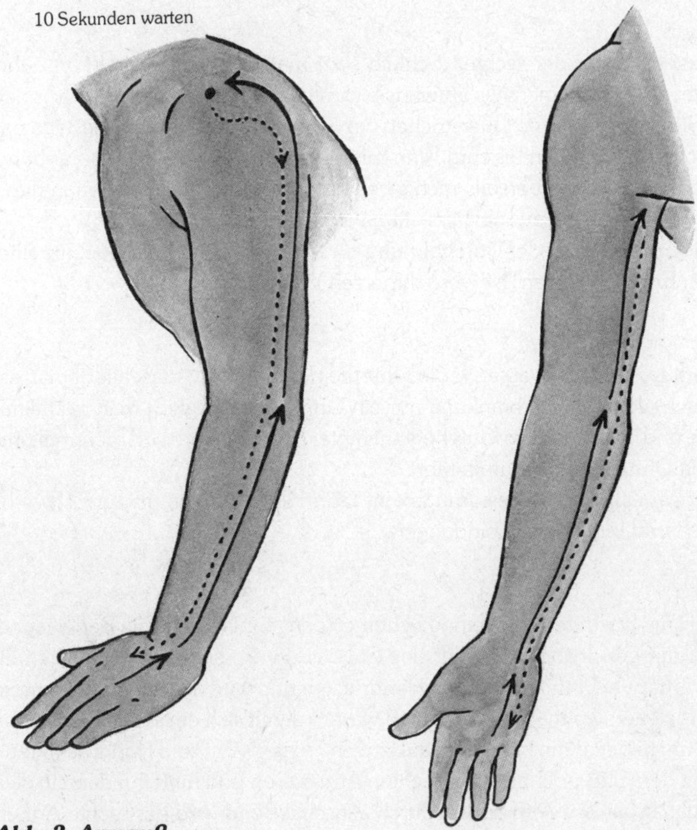

Abb. 3 Armguß

in gleicher Weise durch. Danach kehrt man zum rechten Fuß zurück und leitet den Wasserstrahl am rechten Unterschenkel vorne außen neben dem Schienbein zur Kniescheibe, wartet hier 10 Sekunden und kehrt vorne innen neben dem Schienbein zum Fuß zurück. Der linke Unterschenkel wird in gleicher Weise von vorne behandelt. Das Schienbein selbst begießt man nicht direkt, das bleibt wirkungslos und kann erhebliche Schmerzen verursachen.

Heilanzeigen: Abhärtung, Anregung der Durchblutung, unterstützende Behandlung bei Erkrankungen des Magens, Dickdarms, der Leber sowie der Harn- und Geschlechtsorgane.

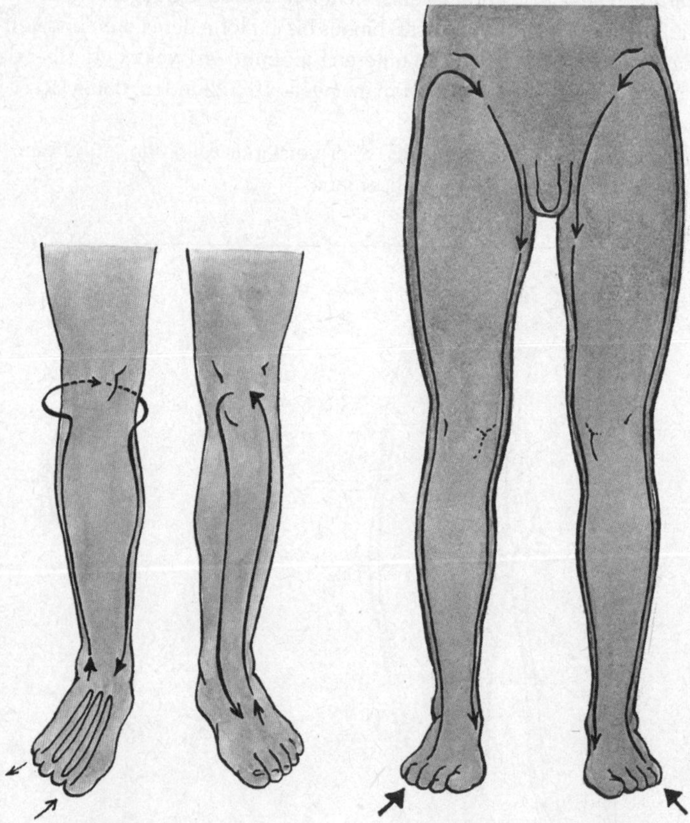

Abb. 4 Knieguß ***Abb. 5 Schenkelguß***

Schenkelguß

Durchführung: Dieser Guß wird sinngemäß wie der Knieguß durchgeführt, der Unterschied besteht darin, daß man ihn außen am Bein bis zur Hüfte und vorne bis zur Leistenbeuge ausdehnt. Dabei verweilt man jeweils 10 Sekunden an der Hüfte und Leistenbeuge, damit sich der breite, geschlossene Wassermantel am Bein bilden kann. Schienbein, Harnblase und Unterleib werden nicht direkt begossen, das verursacht nur unangenehme Beschwerden.

Heilanzeigen: wie beim Knieguß, aber stärker wirksam, ferner bei Rheuma der Knie- und Hüftgelenke, Hexenschuß, Ischias, Lähmungen der Beine, Krampfadern und Venenentzündungen.

Unterguß

Durchführung: Diese Anwendung entspricht der des Schenkelgusses, sie wird aber seitlich außen über Hüften und Gesäß hinaus bis in Höhe der Nieren und vorne über die Leistenbeugen empor bis zu den unteren Rippenbögen verlängert. Über den Hüften und bei den Rippenbögen wartet man jeweils 10 Sekunden, damit sich der Wassermantel bilden kann.

Heilanzeigen: wie beim Schenkelguß, aber verstärkte Wirkung, außerdem bei Erkrankungen der Bauch- und Unterleibsorgane.

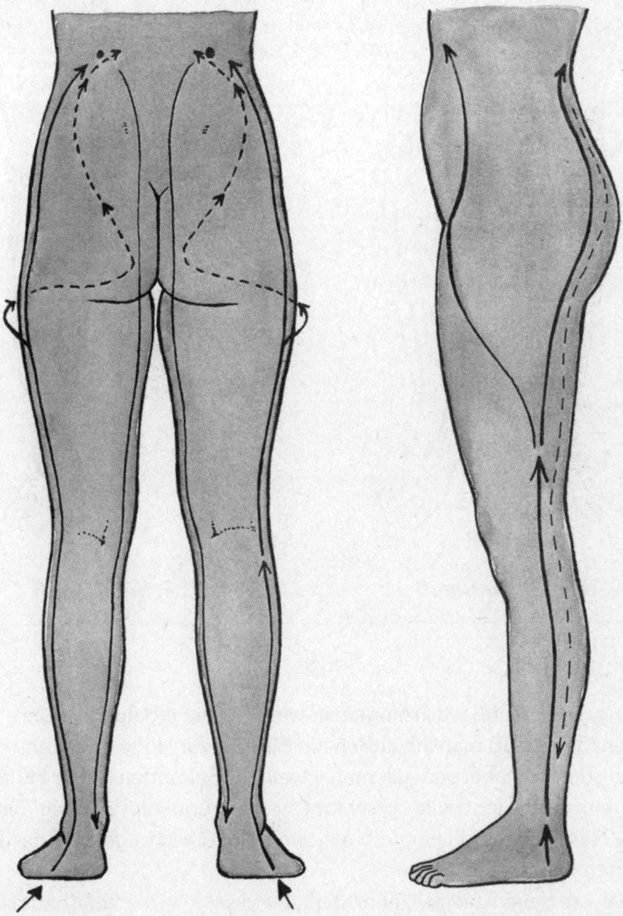

Abb. 6 Unterguß

Oberguß

Durchführung: Bei diesem Guß beugt man sich wie beim Armguß über einen Schemel, die Anwendung erfolgt durch einen Helfer. Er führt den Wasserstrahl am rechten Arm innen von der Hand bis zur Schulter empor, wartet hier 10 Sekunden bis zur Ausbildung des Wassermantels und kehrt dann außen am rechten Arm zum Handrücken zurück. Am linken Arm wird der Guß wie rechts bis zur Schulter emporgeführt, nach 10 Sekunden geht man dann durch die Achselhöhle auf die Brust; sie wird bei Männern in einem großen Kreis, bei Frauen in Achtertouren um die Brüste herum behandelt. Nach 3 bis 5 Umkreisungen geht man von der rechten Brusthälfte unter der Achselhöhe durch auf den Rücken und wartet hier in der Mitte unterhalb des Nackens etwa 10 Sekunden, damit sich der breite Wassermantel bildet. Dann begießt man den Rücken zuerst rechts, anschließend links der Wirbelsäule von unten nach oben in kleinen Kreisen.

Heilanzeigen: Anregung von Herz, Atmung und Durchblutung, ergänzend bei Bronchial-, Lungen- und Rippenfellerkrankungen.

Ober- und Untergüsse sind recht anstrengend und werden nicht von allen Patienten vertragen. Wenn unerwünschte Nebenwirkungen auftreten, muß der Therapeut entscheiden, ob die Anwendungen dennoch fortgesetzt werden dürfen.

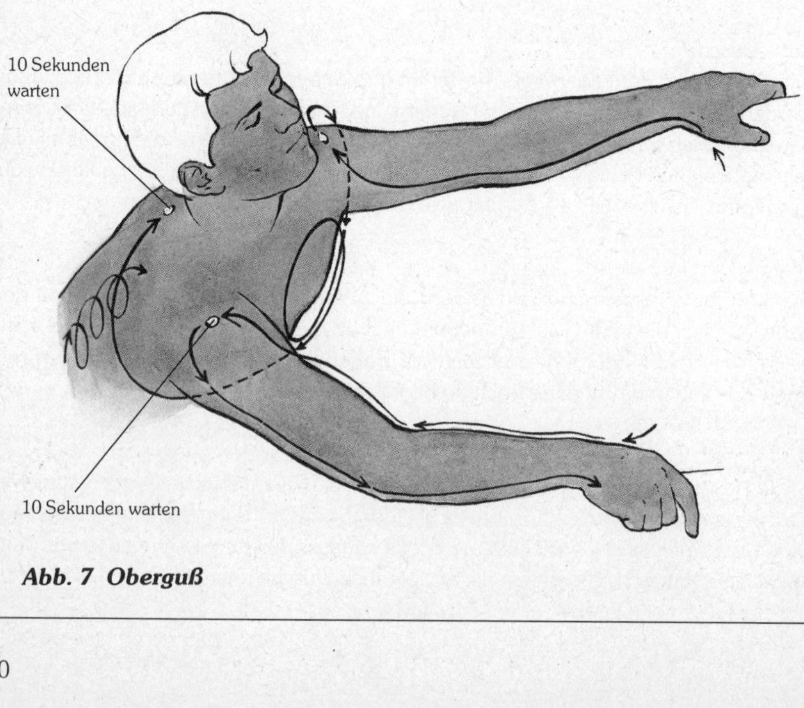

Abb. 7 Oberguß

Bäder und Duschen

Zwischen den Kneippschen Güssen und der Dusche scheint es auf den ersten Blick keine nennenswerten Unterschiede zu geben. Bei beiden Anwendungen trifft das Wasser fein verteilt auf den Körper und übt neben dem Temperaturreiz noch eine zusätzliche mechanische Wirkung aus. Da beim Duschen das Wasser aber aus größerer Höhe und mit stärkerem Druck als bei den Güssen auftrifft, wirkt es stärker. Duschen nehmen eine Mittelstellung zwischen den Kneippschen Güssen und dem stark wirkenden Blitzguß ein.

Im Vergleich zum Bad trainiert die Dusche die Blutgefäßregulation besser, ohne die Haut so stark wie häufige Bäder anzugreifen. Vor allem für Menschen mit labilem Kreislauf eignen sich Duschen wesentlich besser als die Bäder. Grundsätzlich nicht angezeigt sind Duschen bei Kleinkindern, nervösen und schwächlichen Schulkindern und bei übernervös-geschwächten Erwachsenen, sofern sie nicht ausdrücklich vom Therapeuten verordnet werden.

Duschen wirken anregend auf den Kreislauf, Stoffwechsel und das Nervensystem. Im Prinzip werden sie bei den gleichen Heilanzeigen wie die entsprechenden Bäder und Güsse angewendet. Gebräuchlichste Form ist das Duschen des ganzen Körpers, aber auch Teilduschen sind möglich, sofern man dann nicht gleich den entsprechenden Guß vorzieht. Für die Technik der Durchführung gelten die gleichen Regeln wie bei Teilgüssen. Allerdings werden Duschen nicht (wie Güsse) vorwiegend kalt, sondern auch warm, ansteigend oder wechselwarm angewendet.

Kalte Dusche

Sie darf nur am gut erwärmten Körper im ausreichend warmen Raum durchgeführt werden. Als Reaktion kommt es zur Rötung und Erwärmung der behandelten Körperpartie, die sich meist nach 10 bis 30 Sekunden einstellt; dann beendet man die Dusche. Gut eignen sich kalte Duschen zur Abhärtung, Anregung der Durchblutung und des Stoffwechsels sowie als Abschluß nach warmen Wasseranwendungen.

Warme Dusche

Sie wirkt gut entspannend und steigert die Ausscheidung von Schlacken mit dem Schweiß über die Haut. Die Temperatur liegt über 37° C, aber nicht höher als 41° C. Nach 5 bis 10 Minuten beendet man die Behandlung. Zum Abschluß duscht man noch kurz kalt und ruht dann noch 30 bis 60 Minuten im vorgewärmten Bett.

Ansteigende Dusche

Diese Anwendung beginnt indifferent mit etwa 35° C, langsam steigert man die Wassertemperatur dann auf 41° C bis 45° C. Dadurch wird die Wirkung der einfachen warmen Dusche verstärkt, vor allem die Schlackenausscheidung kräftig angeregt. Nach 10 bis 15 Minuten beendet man die ansteigende Dusche und verhält sich danach wie nach der warmen Dusche.

Wechselwarme Dusche

Wechselduschen härten gut ab und regen Hautdurchblutung, Hautstoffwechsel und Schlackenausscheidung über die Haut stark an. Man beginnt bei ungefähr 40° C Wassertemperatur, schaltet nach 2 bis 3 Minuten rasch (nicht allmählich, sonst erzielt man keine ausreichende Wirkung) für 10 Sekunden auf kaltes Wasser um, dann wieder für 2 bis 3 Minuten auf warmes Wasser und so fort, insgesamt bei jeder Anwendung 2- bis 4mal. Beendet wird immer mit kaltem Wasser, danach verhält man sich wie nach der kalten Dusche.

Neben diesen Standardanwendungen ist noch eine Sonderform hervorzuheben, das *Dauerduschbad.* Es kann allerdings nur in entsprechend eingerichteten Badeanstalten durchgeführt werden. Bei dieser Anwendung liegt man auf einem Holzrost und aus vielen kleinen, verstellbaren Duschköpfen, die je nach Bedarf gezielt auf bestimmte Körperpartien gerichtet werden können, rieselt heißes Wasser auf den Körper. Die Behandlung dauert 1 bis 8 Stunden und strengt erheblich an. Man erzielt dadurch Heilfieber im Körper, das die Abwehr, den Stoffwechsel und die Schlackenausscheidung über die Haut stark anregt. Zu den wichtigsten Heilanzeigen der Dauerdusche gehören Muskel- und Gelenkrheuma, Fettsucht und andere Stoffwechselkrankheiten, Bronchialerkrankungen und Asthma.

Bäder wendet man zur Selbsthilfe vor allem als Teilbäder der Glieder an. Die anstrengenderen Halb-, Dreiviertel- und Vollbäder führen nämlich auch bei Gesunden nicht selten schon zu unerwünschten Reaktionen; erst recht gilt das für Herz-Kreislauf-Patienten, geschwächte und alte Menschen, die solche großen Bäder auch nicht zur Reinigung mit Indifferenztemperaturen durchführen sollten, ohne vorher ihren Therapeuten zu befragen. Als besser verträgliche Alternativen zu den Bädern empfehlen sich Duschen und Güsse.

Wie bei den Duschen gibt es auch bei Bädern 4 mögliche Anwendungsformen wie folgt:

Kaltes Bad

Man verwendet dazu naturkaltes, bei Bedarf durch Eisstückchen weiter abgekühltes Wasser, das nur im ausreichend warmen Raum am gut durchwärmten Körper angewendet werden darf; vor und nach der Behandlung sorgt man durch Gymnastik dafür, daß es nicht zur Unterkühlung kommt. Das Bad dauert nur 5 bis 25 Sekunden, der kurze, schneidende Kälteschmerz mit nachfolgender Erwärmung zeigt die gewünschte Reaktion an, nach der man das Bad beendet.

Anschließend ruht man noch 1/2 bis 1 Stunde im vorgewärmten Bett, das ist vor allem bei größeren Kaltbädern wichtig.

Die kalten Bäder härten gut ab, regen die Durchblutung, den Stoffwechsel und das Nervensystem an.

Warmes Bad

Diese Anwendung führt man entweder lauwarm bei etwa 33°C oder warm mit über 37°C Wassertemperatur durch. Häufig fügt man geeignete Badezusätze bei, um die Wirkung zu verbessern. Gebadet wird 15 bis 20 Minuten lang.

Warme Bäder belasten den Kreislauf, weil sie die Blutgefäße erweitern. Größere Anwendungen sollten vorsorglich (wenn überhaupt) nur unter erfahrener Aufsicht durchgeführt werden, damit man bei einer möglichen Ohnmacht nicht ertrinkt. Die allgemein entspannende, beruhigende Wirkung fördert den Schlaf, regt die Schlakkenausscheidung über die Haut an und führt passiv Wärme zu, die Koliken und Verkrampfungen lindert.

Im Anschluß an das Warmbad duscht man kurz kalt und ruht dann noch einige Zeit im warmen Bett.

Ansteigendes Bad

Es beginnt mit einer indifferenten Temperatur um 35°C; darin bleibt man einige Minuten zur Gewöhnung, dann läßt man innerhalb von 10 Minuten vorsichtig so viel heißes Wasser nachfließen, daß sich die Temperatur auf 39°C bis 41°C erhöht. Als Reaktion der recht anstrengenden Anwendung kommt es zum kräftigeren Schweißausbruch als beim warmen Bad, Krämpfe und Koliken werden besser gelindert.

Nach der Anwendung verhält man sich wie nach einem warmen Bad.

Wechselwarmes Bad

Hierbei wirken abwechselnd kalte und warme Wasserreize auf den Körper, die vor allem die Abwehr und Gefäßregulation gut trainieren. Man wendet Wechselbäder vor allem dann an, wenn warme Bäder nicht ausreichend helfen, kalte aber schlecht vertragen werden; außerdem kann man sich durch wechselwarme Bäder auf den Übergang von der Warmwasser- zur reinen Kaltwassertherapie vorbereiten.

Wechselbäder beginnen mit einem 3 bis 5 Minuten dauernden warmen Bad, dann wechselt man rasch für 10 bis 20 Sekunden ins kalte Bad und kehrt wieder für 3 bis 5 Minuten ins warme Wasser zurück; insgesamt wechselt man bei jeder Anwendung 2- bis 3mal und beendet immer kalt. Anschließend verhält man sich wie nach einem kalten Bad.

Größere Wechselbäder lassen sich zu Hause kaum durchführen, weil Badezimmer normalerweise nur mit einer Wanne ausgestattet sind. Dann muß man sich entweder eine zusätzliche Wanne anschaffen oder das kalte Bad bei jedem Wechsel durch eine kurze kalte Dusche ersetzen.

Eine Sonderform des warmen Bades ähnelt in Dauer und Wirkung der Dauerdusche – das Überwärmungs-(Fieber-)bad. Dabei erzeugt man künstliches Heilfieber, das bei chronischen Erkrankungen und zur ergänzenden Behandlung von Krebskrankheiten angezeigt ist. Die anstrengende Therapie darf nur unter fachmännischer Aufsicht durchgeführt werden. Oft verwendet man heute auch körpergroße Heizdecken.

Die nachstehenden einfacheren Teilbäder sind im allgemeinen gut verträglich und zur häuslichen Kneipptherapie geeignet. Bei unerwünschten Begleiterscheinungen darf man sie allerdings bis zur Klärung der Ursachen durch den Therapeuten nicht mehr durchführen; nur er kann entscheiden, ob die Badebehandlung fortgesetzt oder durch andere, besser verträgliche Wasseranwendungen ersetzt werden soll.

Augenbad

Durchführung: Dazu benötigt man entweder eine spezielle Augenbadewanne (aus dem Sanitätsfachgeschäft) oder eine ausreichend große Schüssel, in die man das Gesicht bis über die Augen eintauchen kann. Oft fügt man dem Wasser Ackerschachtelhalm, Augentrost oder Fenchel zu, um die Wirkung zu verbessern. Diese Zusätze werden nach Gebrauchsanweisung zubereitet und sehr sorgfältig abgeseiht, um zu verhindern, daß einzelne Kräuterteilchen ins Auge gelangen und zu Reizungen oder gar Entzündungen führen.
Wenn man das Gesicht in die Wanne eingetaucht hat, öffnet und schließt man die Augen mehrmals, damit sich die Flüssigkeit gut verteilt. Zwischendurch taucht man 2- bis 3mal zum Atmen auf.
Heilanzeigen: Kalte Augenbäder empfehlen sich 3- bis 4mal wöchentlich zur Stärkung der Augen und bei chronischen Entzündungen der Lider oder Bindehaut, warme Augenbäder werden mehrmals am Tag (nur nach Verordnung) gegen akute Entzündungen durchgeführt.

Mundbad

Durchführung: Man verwendet dazu immer kaltes Wasser, dem einige Tropfen fertiges Mundwasser (nach Gebrauchsanweisung) oder frischer Zitronensaft zugefügt werden. Für jede Anwendung benötigt man 3/4 l Flüssigkeit, die in mehreren Schlucken verabreicht wird. Nach jedem Schluck preßt man die Flüssigkeit bei geschlossenem Mund mehrmals durch die Zähne, beugt dann den Kopf zurück, damit sie nach hinten rinnen kann (nicht gurgeln). Anschließend spuckt man die Flüssigkeit aus und nimmt den nächsten Schluck ein.
Heilanzeigen: Mundbäder empfehlen sich 1- bis 2mal täglich zur Mundpflege, zur Behandlung werden sie 2- bis 8mal am Tag bei Entzündungen der Mundschleimhaut, der Zunge und des Zahnfleischs sowie bei Rachenkatarrhen angewendet.

Armbad

Durchführung: Diese Anwendung erfolgt in einer passenden Schüssel, in die beide Arme zugleich mit den Händen voran eingetaucht werden können. Bettlägrig Kranke dürfen ausnahmsweise auch jeden Arm einzeln baden. Das Wasser muß bis kurz unter die Achselhöhlen reichen.
Armbäder führt man kalt, warm oder mit ansteigender Temperatur durch.

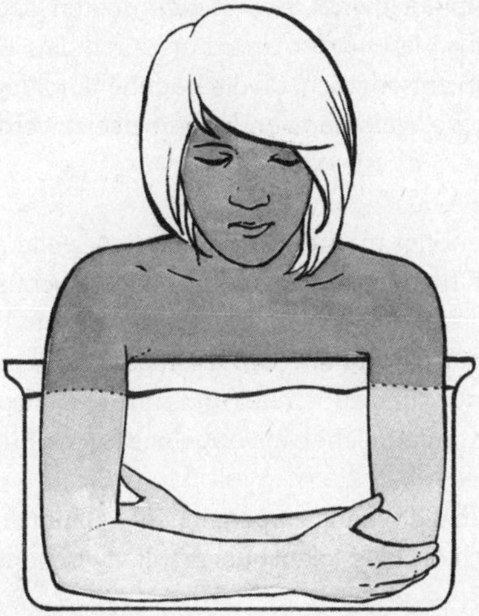

Abb. 8 Armbad

Heilanzeigen: Kalte Armbäder zur Anregung der Abwehr und des Kreislaufs, bei nervösen Herzbeschwerden und Entzündungen am Arm; warme Armbäder bei Geschwüren und Wunden am Arm, Entzündungen des Nagelbetts und der Lymphgefäße, Muskel- und Gelenkrheuma am Arm und gegen Herzbeschwerden; ansteigende Armbäder wirken wie warme, aber etwas stärker.

Fußbad

Durchführung: Da man in Kneipps Heimat das ganze Bein als Fuß bezeichnet, hat sich dieser irreführende Begriff eingebürgert; genau genommen handelt es sich dabei um ein Unterschenkelbad. Man benötigt dazu eine ausreichend hohe Schüssel, die bis über die Mitte der Waden mit Wasser gefüllt wird. Beide Unterschenkel werden gleichzeitig gebadet.

Fußbäder führt man kalt, warm, ansteigend und wechselwarm durch.

Heilanzeigen: Kalte Fußbäder zur Abhärtung und bei Einschlafstörungen; warme Fußbäder bei chronisch kalten und Schweißfüßen sowie zur Vorbeugung von Erkältungskrankheiten; ansteigende Fußbäder wirken wie das warme Bad, aber stärker, außerdem sind sie bei Rheuma, Gicht, Durchblutungsstörungen und Arterienverkalkung in den Beinen, Nierenleiden und Erkrankungen der Atemwege angezeigt; wechselwarme Fußbäder härten gut ab, verbessern die Beindurchblutung, lindern die Beschwerden bei Senk- und Spreizfuß und ergänzen die Therapie bei Blasen-, Nieren- und Unterleibserkrankungen.

Sitzbad

Durchführung: Im Sanitätsfachgeschäft gibt es für diese Wasseranwendung spezielle Sitzbadewannen, man kann sie aber auch in der üblichen Badewanne durchführen. Das Wasser reicht bis zur Höhe der Nieren und etwa bis zur Mitte der Oberschenkel, die gut durchwärmten Füße stehen vor der Wanne auf einem Schemel oder liegen auf dem Wannenrand. Bei kalten Sitzbädern bleibt der Oberkörper bekleidet, bei warmen wird er entkleidet und mitsamt der Wanne in eine ausreichend große Wolldecke gehüllt.

Zum Reibesitzbad, das kalt durchgeführt wird, stellt man einen Schemel in die Badewanne, bis zu dessen Sitzfläche das Wasser reicht. Darauf setzt man sich und spritzt dann kaltes Wasser gegen Unterleib und Bauch; es wird mit einem groben Leintuch verrieben. Diese Prozedur wiederholt man mehrmals. Da der Unterkörper beim Reibesitzbad nicht ins kalte Wasser getaucht wird, dauert es im Gegensatz zum einfachen Kaltbad 10 bis 15 Minuten.

Heilanzeigen: Kalte Sitzbäder bei Hämorrhoiden, Blähungen und anderen Magen-Darm-Störungen, Darmträgheit, Durchblutungsstörungen der Bauch- und Unterleibsorgane und Schwächung der Keimdrüsenfunktionen; warme Sitzbäder bei Blasen-, Nierenentzündungen, Senkung innerer Organe, bei Krämpfen und Koliken der Verdauungs-, Harn- und Unterleibsorgane, zur Kräftigung des Beckenbodens während und nach der Schwangerschaft; ansteigende Sitzbäder wirken wie die warmen, aber stärker; Reibesitzbäder eignen sich zur Anregung und Stärkung des vegetativen Nervensystems, bei Darmträgheit und Funktionsstörungen der Harn- und Geschlechtsorgane.

Bürstenbad

Durchführung: Bei dieser Anwendung reicht das Wasser ungefähr bis zum Nabel, die Temperatur liegt im Indifferenzbereich zwischen 35° C und 36° C; es kommt hierbei nicht auf den Temperaturreiz, sondern auf die mechanische Wirkung an.

Zur Behandlung bürstet man die Haut mit einem groben Schwamm oder einer Bürste mit Naturborsten, die immer wieder neu angefeuchtet werden, kräftig ab. Um unerwünschte Herz-Kreislauf-Reaktionen zu vermeiden, bürstet man immer von den Füßen Richtung Leib und von den Händen zur Brust hin, also herzwärts; dabei beginnt man an den Fußsohlen. Bürstenbäder können auch trocken durchgeführt werden, kombiniert mit Wasser wirken sie aber besser.

Heilanzeigen: Anregung der Abwehr, Durchblutung des Lymphflusses und Stoffwechsels, vermehrte Ausscheidung von Schlacken über die Haut, versuchsweise bei Orangenhaut (Zellulite) an den Oberschenkeln.

Neben diesen für die häusliche Wassertherapie gut geeigneten Bädern kommen im Einzelfall noch spezielle Anwendungen in Frage. Sie bleiben aber fachmännischer Verordnung vorbehalten, zum Teil können sie nur in entsprechend ausgestatteten Badeanstalten verabreicht werden. Dazu gehören zum Beispiel:

- Bäder mit Zusatz von Luft, Kohlensäure oder Sauerstoff, die allgemein anregend und durchblutungsfördernd wirken; inzwischen gibt es zwar auch Geräte für das Luftperlbad im häuslichen Badezimmer, dessen Gebrauch aber vorsorglich mit dem Therapeuten abgesprochen werden muß (vor allem bei Herz-Kreislauf-Erkrankungen).
- Elektrische Bäder mit schwachem Gleich- oder Wechselstrom, zum Teil ergänzt durch Gerbstoff (Stangerbad) und pflanzliche Zusätze, die sich bei Rheuma, Nervenschmerzen, Lähmungen, Nervosität, verschiedenen Herz-Kreislauf- und Blutdruckstörungen gut bewährt haben (man darf niemals selbst elektrischen Strom zum Baden benutzen, das kann zu tödlichen Unfällen führen).
- Hypotonische Bäder mit chemisch nahezu reinem Wasser (zum Beispiel Kondens-, Regen- oder Schneewasser), die bei chronischen Erkrankungen oft besonders stark wirken; anfangs führen sie oft zur vorübergehenden heftigen Erstverschlimmerung.
- Bäder mit Zusatz von Hefe oder Trub (= der Stoff, den Hefe bei Kälte absondert; er wirkt etwas stärker als Hefe), die vor allem bei Hautleiden gut wirken, aber auch bei Herz-Kreislauf- und Stoffwechselstörungen angezeigt sein können.

Auf die Überwärmungs-(Fieber-)bäder als weiterer Sonderform gingen wir zu Anfang schon ausführlich ein.

Abreibungen – Abwaschungen

Mit diesen beiden Anwendungen erzielt man eine besonders schonende Wirkung, deshalb empfehlen sie sich vor allem bei geschwächten, schwerkranken und alten Menschen, die anderen Reizen nicht mehr gewachsen sind. Aber auch zur regelmäßigen milden Abhärtung im Rahmen der täglichen Gesundheitsvorsorge können Abreibungen und Abwaschungen durchgeführt werden.

Die Behandlung erfolgt immer mit kaltem Wasser. Kranke sollten für die kurze Dauer der Anwendung möglichst das Bett verlassen, sofern der Therapeut keine strenge Bettruhe verordnet hat; dann läßt sich die Behandlung auch im Bett durchführen.

Im Prinzip wirken beide Anwendungen gleich, die Abreibung aber etwas stärker, weil hier zum Reiz des kalten Wassers der mechanische Reiz der Reibung hinzukommt. Als Reaktion werden Durchblutung, Stoffwechsel und Körperabwehr angeregt. Um die Wirksamkeit weiter zu verbessern, kann man auf 2 bis 3 Teile kaltes Wasser 1 Teil Essig geben.

Durchgeführt werden Abreibungen und Abwaschungen täglich 1- bis 6mal, ausnahmsweise kann der Therapeut die besonders milde Abwaschung noch häufiger verordnen.

Abreibung

Durchführung: Dazu verwendet man ein grobes Leintuch, das so groß sein muß, daß man den ganzen Körper einhüllen kann. Es wird in kaltes Wasser getaucht, ausgewrungen und um den Körper gelegt. Ein fachkundiger Helfer reibt nun mit beiden

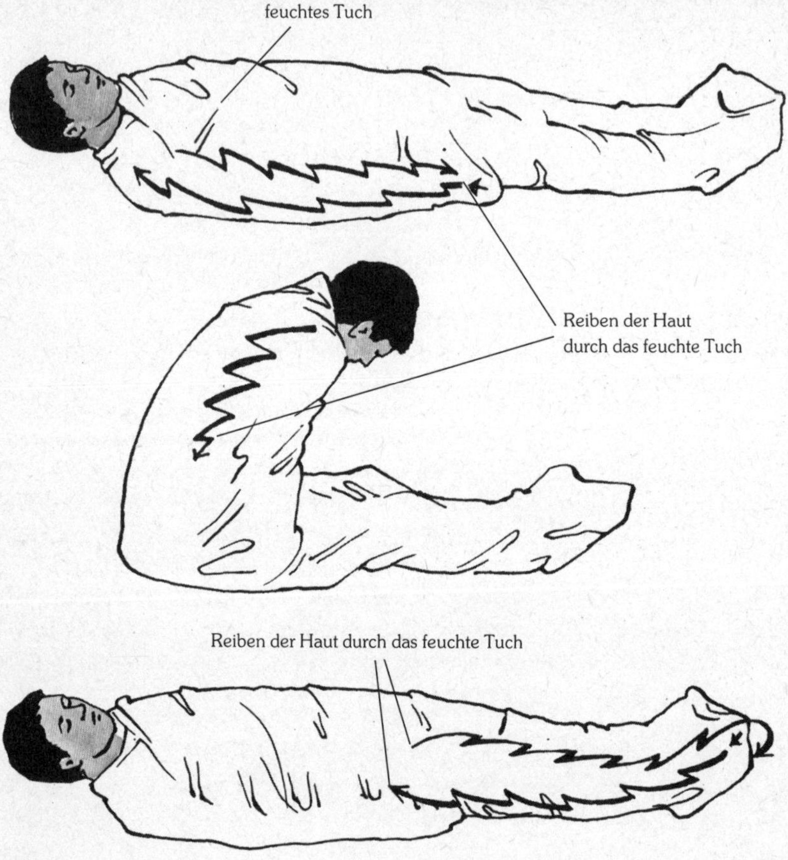

Abb. 9 Abreibung

Händen kräftig durch das Tuch die Haut ab. Dabei ist folgende Reihenfolge einzuhalten: Vom rechten Handrücken aus am Arm außen empor zur Schulter und innen zurück zur Hand, wobei zugleich die Innenseite der rechten Brusthälfte mit behandelt wird; danach reibt man die rechte Rückenhälfte von der Schulter bis hinab zur Hüfte ab; links wird in gleicher Weise am Arm, der Brustinnenseite und am Rücken abgerieben. Anschließend behandelt man den Unterkörper wie folgt: Vom rechten Fuß aus entlang der Außenseite des rechten Beins hinauf zur Hüfte und innen zurück zum Fuß, wo die rechte Fußsohle abgerieben wird; am linken Bein behandelt man in der gleichen Weise. Die Anwendung endet mit der Abreibung der beiden Gesäßhälften und des Rumpfs. Sie soll innerhalb von längstens 5 Minuten beendet sein.

Wenn für die Behandlung kein Helfer zur Verfügung steht, führt man die Abwaschung oder das bei den Bädern beschriebene Bürstenbad durch.
Nach der Anwendung trocknet man den Körper mit einem groben Frotteetuch ab und treibt dann etwas Gymnastik oder legt sich für 30 bis 60 Minuten ins warme Bett, dadurch wird die Wirkung verbessert.
Bei geschwächten und schwer erkrankten Patienten kann es anfangs angezeigt sein, nur den Oberkörper oder Unterkörper zu behandeln, weil sie einer Abreibung des gesamten Körpers nicht gewachsen sind. Die Technik entspricht sinngemäß der bei Ganzabreibungen.
Bei verordneter strenger Bettruhe führt man die Abreibung im Liegen durch.
Heilanzeigen: Milde Abhärtung und schonende Anregung von Kreislauf und Stoffwechsel, außerdem zur Harmonisierung des Nervensystems bei Nervosität.

Abwaschung

Durchführung: Da bei dieser Anwendung kein stärkerer mechanischer Reiz durch Reibung erzeugt wird, wirkt sie noch etwas milder als die Abreibung. Man verwendet dazu ein grobes, großes Leintuch, das mehrfach zusammengefaltet (handliche Größe), in kaltes Wasser getaucht und ausgewrungen wird. Damit wäscht man den Körper in folgender Reihenfolge ab: Vom rechten Handrücken aus am rechten Arm außen hinauf zur Schulter und innen am Arm zurück zur Hand; dann feuchtet man das Tuch neu an und behandelt den linken Arm in gleicher Weise. Nun wird das Tuch wieder angefeuchtet und die Brust abgewaschen, nach erneutem Befeuchten dann der Rücken; Brust und Rücken wäscht man jeweils von oben nach unten in kleinen Kreisen zuerst an der rechten, dann an der linken Hälfte ab. Nach der Oberkörperwaschung wird das Tuch gewendet, neu angefeuchtet und der Unterkörper wie folgt behandelt: Vom rechten Fuß aus außen am rechten Bein empor bis zur Hüfte und innen zurück zum Fuß; dann geht man zur Rückseite des Beins, die von unten nach oben und zurück abgewaschen wird, zum Abschluß behandelt man die Fußsohle. Das Tuch wird neu angefeuchtet und in gleicher Weise das linke Bein behandelt. Dann taucht man es nochmals ins Wasser und wäscht zum Abschluß die beiden Gesäßhälften ab.
Auch die Abwaschung kann bei geschwächten und schwerer erkrankten Menschen zunächst als Teilanwendung entweder nur am Oberkörper oder Unterkörper durchgeführt werden.
Bei strenger Bettruhe wäscht man zunächst den Oberkörper ab, der Unterkörper bleibt zugedeckt. Dann bedeckt man den gewaschenen Oberkörper und das linke Bein und wäscht das rechte Bein ab, deckt es wieder zu und behandelt zum Abschluß das linke Bein.
Bei der Abwaschung darf das Tuch nicht zu kräftig auf die Haut gepreßt werden, sonst wirkt der mechanische Reiz der Reibung zu stark; das wäre schon eine Art Abreibung.
Heilanzeigen: wie bei Abreibungen, aber mit milderer Wirkung.

Wickel und Auflagen

Diese beiden Anwendungen schätzt man in der Naturheilkunde seit langem. Pfarrer Kneipp übernahm sie in seine Kur und verbesserte sie teilweise. Für die häusliche Behandlung eignen sich hauptsächlich die Teilanwendungen; die großen wirken sehr intensiv und sollten nur nach fachmännischer Verordnung zu Hause durchgeführt werden, wobei ein Helfer stets in Rufweite bleibt.

Für beide Anwendungen benötigt man 2 Leintücher und 1 Wolltuch. Das innere Tuch aus Leinen wird einfach oder 2- bis 6fach gefaltet verwendet; man taucht es ins Wasser und wringt es gut aus. Zur Auflage (Aufschläger, Kompresse) legt man das Tuch nur auf die zu behandelnde Körperzone, zum Wickel (Packung, Umschlag) wird es ganz um den Körper herumgeführt (deshalb wirken Wickel etwas stärker). Darüber kommt das andere, etwas größere, trockene Leintuch, das man bei Auflagen und Wickeln immer ganz um die Behandlungszone herumführt. Den äußeren Abschluß bildet normalerweise das noch größere Wolltuch, das bei Auflagen und Wickeln ebenfalls ganz um den behandelten Körperabschnitt gewickelt wird. Eine Ausnahme bilden Auflagen und Wickel, die dem Körper Wärme entziehen sollen, zum Beispiel Wadenwickel bei Fieber, bei denen man auch außen ein trockenes Leintuch verwendet.

Die Innentücher müssen je nach Art der Auflage oder des Wickels bestimmte Maße aufweisen, damit sie eine ausreichend große Körperpartie bedecken; die Außentücher sind jeweils 3 bis 4 cm größer. Folgende Maße sind für Erwachsene gebräuchlich (Kinder je nach Körpergröße entsprechend weniger):

20 × 60 cm für Halswickel
60 × 60 cm für Handwickel
60 × 90 cm für Armwickel
80 × 80 cm für Fußwickel, Kopfwickel, Unterschenkelwickel und Wadenwickel
80 × 130 cm für Beinwickel
80 × 180 cm für Brustwickel, Kreuzwickel, Leibauflagen, Lendenwickel, Ober- und Unteraufschläger
150 × 150 cm für den Schal
160 × 180 cm für Kurzwickel
190 × 210 cm für Unterwickel

Die Behandlung erfolgt mit kaltem oder warmem Wasser, dem bei Bedarf zur Verstärkung der Wirkung Zusätze beigefügt werden können.

Kalte Auflagen und Wickel

Sie regen Durchblutung und Stoffwechsel an, stärken das Nervensystem, fördern den Schlaf und senken schonend das Fieber. Als Zusätze eignen sich 1 Teil Essig auf 2 bis 3 Teile Wasser, Heilerde (siehe Lehmwickel) oder 50 g Salz auf 1 l Wasser. Geschwächte, alte und schwerer erkrankte Menschen, die nicht genügend Eigenwärme auf den Kaltwasserreiz produzieren können, müssen auf diese kalten Anwendungen verzichten.

Warme Auflagen und Wickel

Diese Anwendungen regen den Stoffwechsel und die Schlackenausscheidung über die Haut an, lindern Schmerzen, Koliken und Krämpfe und erwärmen den Körper von außen. Sie können auch bei geschwächten, kranken und alten Menschen oder am nicht ausreichend erwärmten Körper durchgeführt werden, aber natürlich nie bei fieberhaften Erkrankungen. Zur Verstärkung der Wirkung setzt man oft verschiedene Kräutertees (siehe Badezusätze) zu, außerdem kann man auf das obere Wolltuch eine feuchtigkeitsisolierende Lage Nylonstoff und darüber ein feuchtigkeitssicheres Heizkissen oder eine Gummiwärmflasche legen, damit der Schweiß kräftig ausbricht.
Als Reaktion kommt es nach 1 bis 2 Stunden zur Erwärmung des behandelten Körpergebiets, der bald der Schweißausbruch folgt. Dann beendet man die Behandlung und ruht noch 1/2 bis 1 Stunde im Bett.
Kalte Wickel zur Fiebersenkung dürfen nie länger als 30 bis höchstens 60 Minuten angelegt bleiben, sonst erwärmen sie sich zu stark.
Die Tücher sollen straff (aber nicht übertreiben) und möglichst ohne Falten angelegt werden; bei der Anwendung am Brustkorb ist darauf zu achten, daß die Atmung nicht behindert wird. Wenn Falten sich nicht vermeiden lassen, legt man sie sorgfältig so, daß sich die Tücher gut dem Körperteil anpassen.
Im allgemeinen werden beide Anwendungsformen gut vertragen. Bei größeren Auflagen und Wickeln kann es unter Umständen aber doch zu unerwünschten Reaktionen vor allem des Herz-Kreislauf-Systems kommen. Deshalb dürfen sie nur nach Zustimmung des Therapeuten zu Hause durchgeführt werden. Wenn es bei den hier beschriebenen einfacheren Anwendungen für die Selbsthilfe ausnahmsweise einmal zu unerwünschten Nebenwirkungen kommt, nimmt man die Tücher sofort weg, trocknet ab und hält bis zur Besserung Bettruhe ein. Erst nach Rücksprache mit dem Fachmann darf die Therapie später wieder durchgeführt werden, sofern er nicht zu anderen Anwendungen rät.

Kopfwickel

Durchführung: Man faltet die 3 quadratischen Wickeltücher einzeln zu Dreiecken. Das innere Tuch wird mit der langen Grundseite über den Augenbrauen auf die Stirn gelegt und der mittlere Zipfel über den Scheitel nach hinten geführt. Die beiden seitlichen Zipfel wickelt man rechts und links um den Schädel; sie überkreuzen sich am Hinterkopf und werden vorne festgesteckt. Die beiden trockenen Tücher legt man in gleicher Weise an.
Anstelle des feuchten inneren Leintuchs kann man auch die Haare gut anfeuchten und darüber nur die beiden Trockentücher anlegen.
Heilanzeigen: Durchblutungsstörungen des Gehirns, Kopfschmerzen, Migräne, Haarausfall, Krankheiten des Haarbodens.

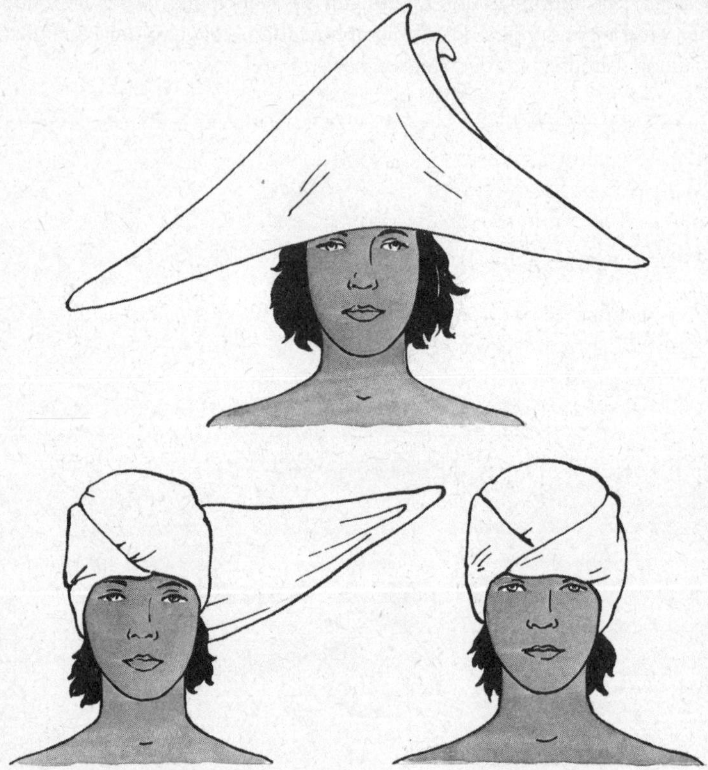

Abb. 10 Kopfwickel

Halswickel

Durchführung: Die Tücher werden einzeln einmal der Länge nach gefaltet, 2mal um den Hals geführt (soweit sie je nach Halsweite reichen) und festgesteckt.

Heilanzeigen: Mandel-, Rachen- und Kehlkopfentzündungen, Schwellung der Halslymphknoten; kalte Halswickel wechselt man öfter und wendet sie vor allem bei akuten Erkrankungen an, warme Halswickel bleiben längere Zeit (auch über Nacht) angelegt und helfen besonders bei chronischen Entzündungen.

Armwickel

Durchführung: Die Tücher werden oben einzeln schräg nach außen umgeschlagen, die längere Seite legt man auf die Schulter, die kürzere endet in der Achselhöhle. Der Arm wird bis zu den Fingerspitzen eingewickelt.

Heilanzeigen: Entzündungen und Eiterungen des Nagelbetts, Geschwüre und Wunden am Arm, Entzündungen der Armlymphgefäße, Anregung der Herzfunktionen, Durchblutung, Atmung und des Stoffwechsels.

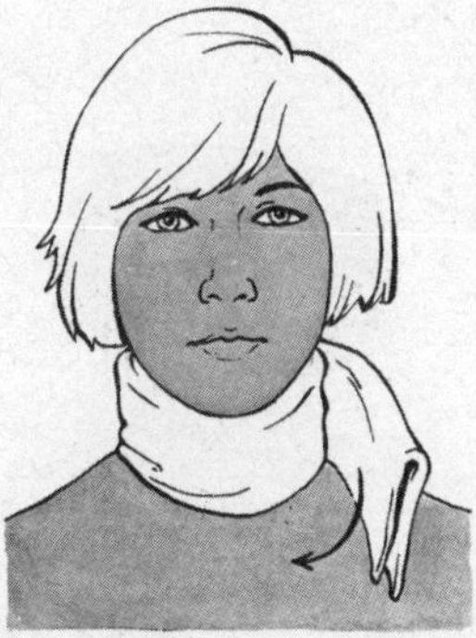

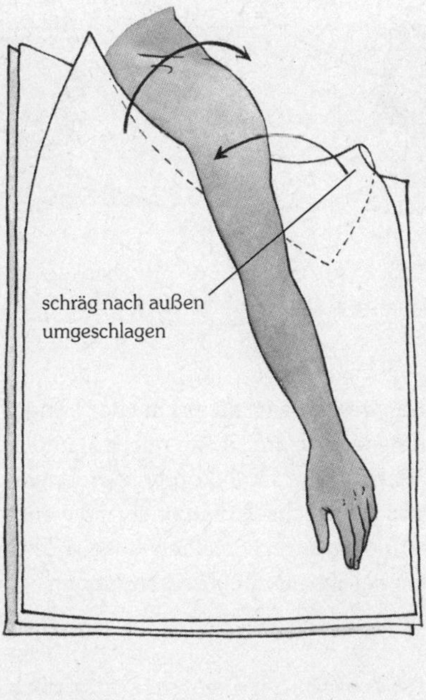

Abb. 11 Halswickel (oben)   Abb. 12 Armwickel

Handwickel

Durchführung: Die 3 quadratischen Tücher werden einzeln zu Dreiecken gefaltet. Das innere Tuch legt man mit dem mittleren Zipfel auf den Handrücken, die beiden anderen Zipfel werden um die Hand und die Handgelenke herumgeführt und festgesteckt. In gleicher Weise legt man die beiden äußeren Tücher an.

Heilanzeigen: Nagelbettentzündungen und -eiterungen, Geschwüre und Wunden an der Hand.

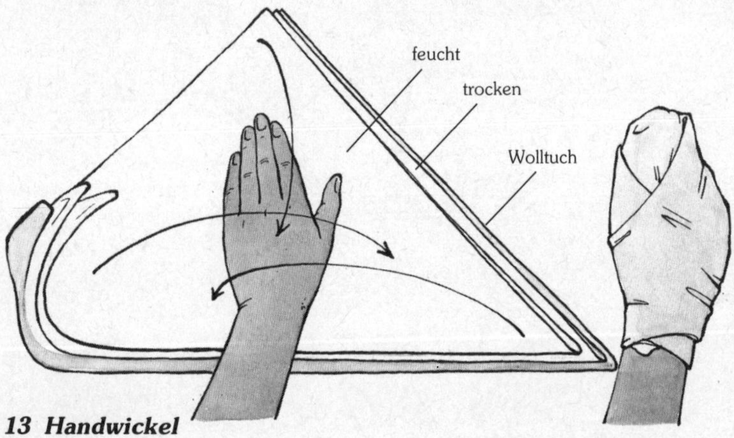

Abb. 13 Handwickel

Brustwickel

Durchführung: Dazu legt man zunächst das Wolltuch, dann das trockene Leintuch und darauf das feuchte Innentuch auf das Bett und läßt sich so darauf nieder, daß die Tücher von den Achselhöhlen bis zum unteren Rippenbogen reichen. Der Brustkorb wird dann von einem Helfer nacheinander in die einzelnen Tücher eingehüllt. Sie dürfen aber nicht zu straff angezogen werden, sonst behindert der Wickel die Atmung.

Heilanzeigen: Entzündungen der Bronchien und des Rippenfells, Asthma, Erweiterung (Emphysem) der Lungenbläschen.

Kreuzwickel

Durchführung: Das innere Tuch wird auf den Brustkorb gelegt, so daß rechts und links 2 längere Stücke überstehen. Das rechte führt man durch die Achselhöhle auf den Rücken, schräg hinauf zur linken Schulter und über sie hinweg auf die Brust, das linke wird in gleicher Weise über die rechte Schulter nach vorne geführt (die beiden Teile überkreuzen sich also auf dem Rücken). Das trockene Leintuch und das Wolltuch legt man so an, daß Schultern, Oberarme und Brustkorb bedeckt werden.

Heilanzeigen: wie beim Brustwickel.

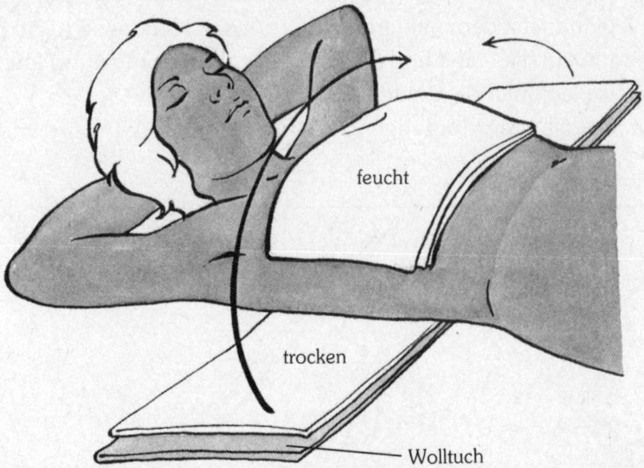

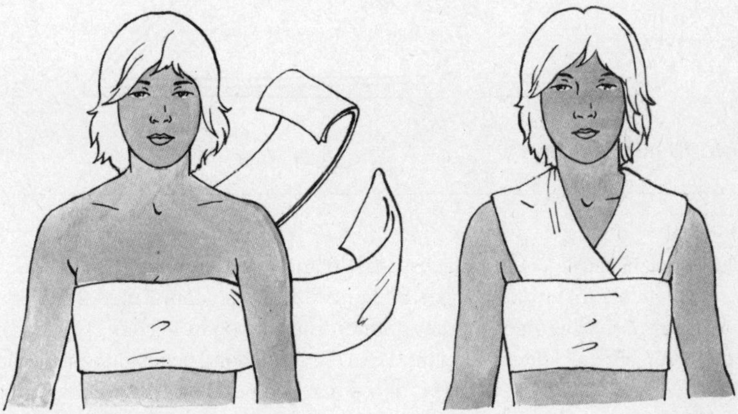

Abb. 14 Brustwickel (oben)   Abb. 15 Kreuzwickel

Schal
Durchführung: Das quadratische innere Leintuch wird zum Dreieck gefaltet und mit der langen Grundseite um Hals und Schultern gelegt. Ein Helfer zieht den mittleren Zipfel des Tuchs straff nach unten, während sich der Patient auf die beiden trockenen Tücher im Bett legt. Dann bedeckt der Helfer die Brust mit einem feuchten Handtuch, das seitlich zwischen Armen und Brust eingesteckt wird. Den rechten Zipfel des Schaltuchs zieht er quer über die Brust und steckt ihn unter dem linken Arm fest, mit dem

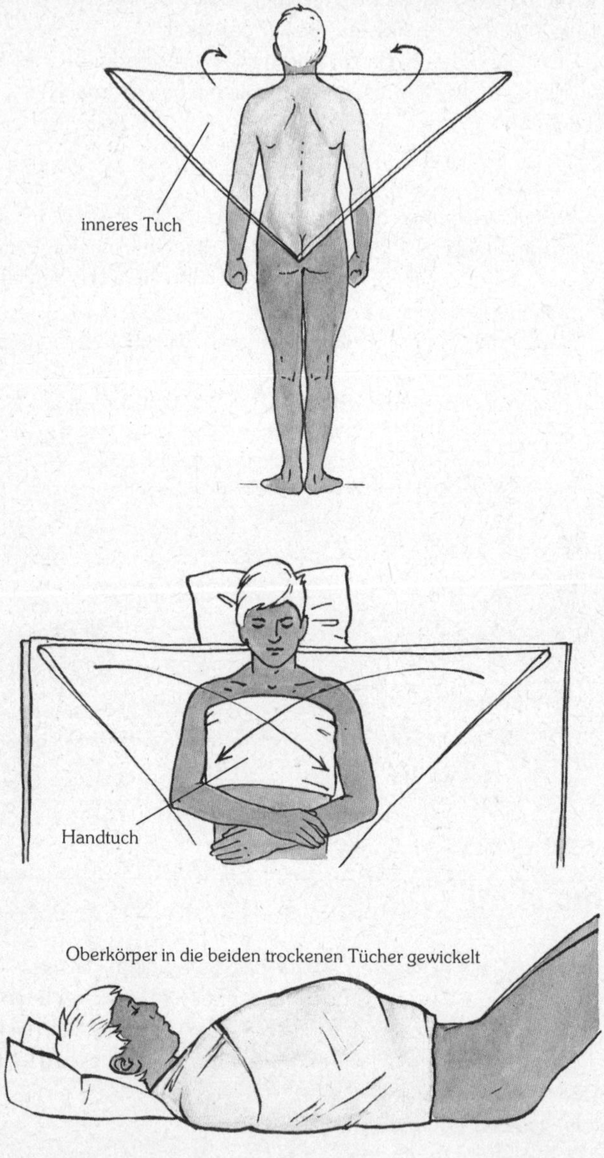
inneres Tuch
Handtuch
Oberkörper in die beiden trockenen Tücher gewickelt

Abb. 16 Schal

linken Zipfel verfährt man umgekehrt in gleicher Weise. Danach wird der Oberkörper mit den Armen in die beiden trockenen Tücher gewickelt.
Heilanzeigen: Der kalte Schal härtet ab und hilft bei Entzündungen der Bronchien, Lungen und des Rippenfells; warm gebraucht man ihn bei Asthma, Keuchhusten und Herzbeschwerden.

Leibauflage
Durchführung: Das innere Leintuch wird (je nach Größe) 2- bis 6fach passend zusammengefaltet und vom unteren Rippenbogen bis zu den Oberschenkeln auf den Leib gelegt (nicht darum herumwickeln). Anschließend führt man die beiden trockenen Tücher ganz um den Leib herum.
Heilanzeigen: Erkrankungen der Verdauungsorgane, wie Blähungen, Darmträgheit, Leberleiden, Koliken der Bauch- und Unterleibsorgane, Senkungen innerer Organe, Blasenentzündung, Vergrößerung der männlichen Vorsteherdrüse, zur Anregung des Stoffwechsels bei Übergewicht.

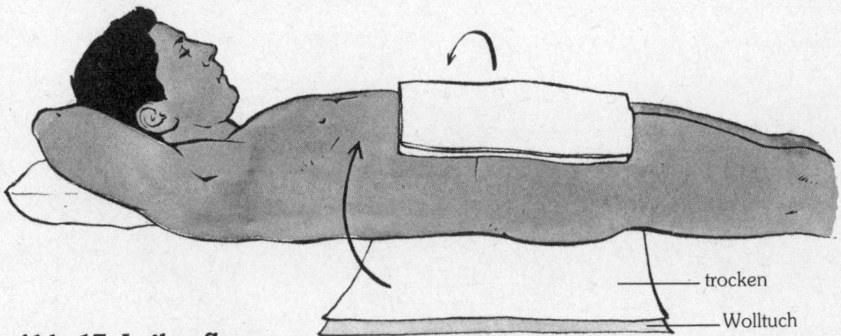

Abb. 17 Leibauflage

Lendenwickel
Durchführung: Die 3 Tücher werden so auf das Bett gelegt, daß sich das feuchte obenauf und das trockene Wolltuch zuunterst befindet. Man legt sich so darauf, daß die Tücher vom unteren Rippenbogen bis zur Mitte der Oberschenkel reichen. Im Gegensatz zur Leibauflage wird auch das feuchte Innentuch ganz um den Leib herumgeführt, deshalb wirkt der Lendenwickel etwas stärker.
Heilanzeigen: wie bei der Leibauflage.

Beinwickel
Durchführung: Wie beim Armwickel werden die 3 Tücher oben einzeln schräg nach außen umgeschlagen und so angelegt, daß die längere Seite außen auf der Hüfte, die

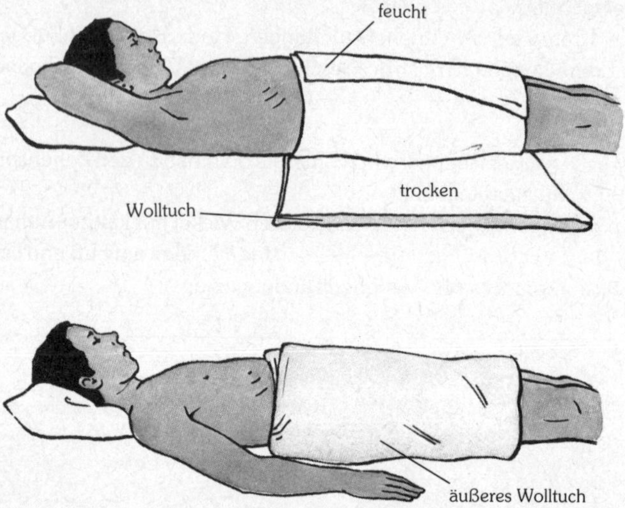

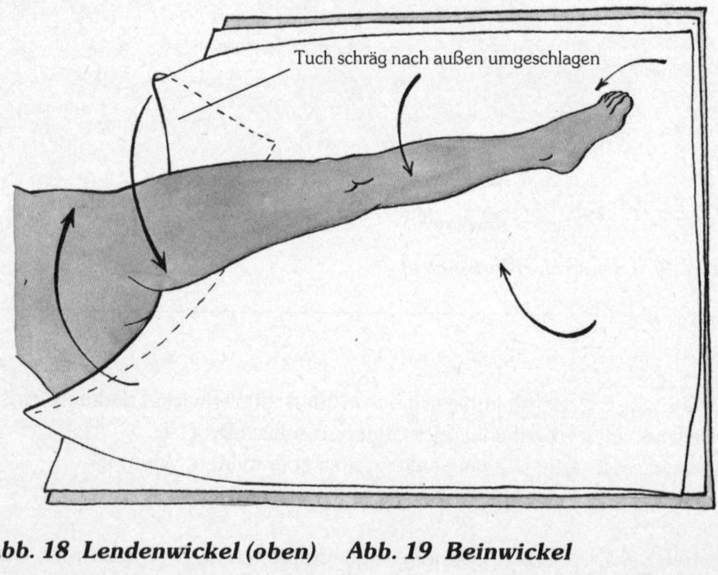

Abb. 18 Lendenwickel (oben) Abb. 19 Beinwickel

kürzere an der Leistenbeuge endet. Das Bein wird bis hinab zu den Zehenspitzen in die Tücher eingehüllt.
Heilanzeigen: Krampfadern, Venenentzündungen, Hüft-, Knie- und Fußgelenkrheuma, Ischias, Erkrankungen der Harn-, Geschlechts- und Verdauungsorgane.

Unterschenkelwickel
Durchführung: Der Unterschenkel wird vom Knie bis hinab zu den Zehenspitzen in die üblichen 3 Wickeltücher eingehüllt.
Heilanzeigen: Im allgemeinen wendet man diesen Wickel nur kalt zur Abhärtung, Fiebersenkung, bei Schlafstörungen Geschwüren und Wunden am Fuß und Unterschenkel sowie bei Krampfadern und Venenentzündungen an.

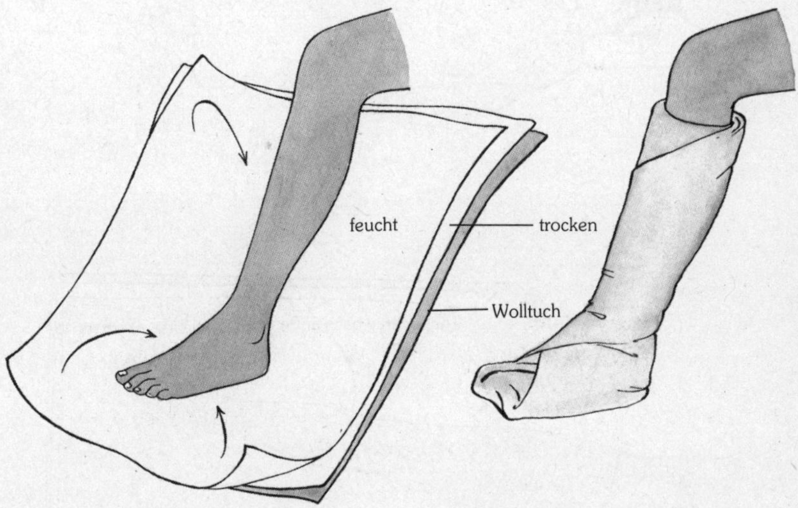

Abb. 20 Unterschenkelwickel

Wadenwickel
Durchführung: Er unterscheidet sich vom Unterschenkelwickel dadurch, daß er nur vom Knie bis zum Fußknöchel reicht, der Fuß selbst bleibt frei.
Heilanzeigen: wie beim Unterschenkelwickel, aber mildere Wirkung.

Fußwickel
Durchführung: Die dazu notwendigen quadratischen Tücher faltet man wie beim Handwickel einzeln zu Dreiecken; der mittlere Zipfel wird über den Fußrücken gelegt,

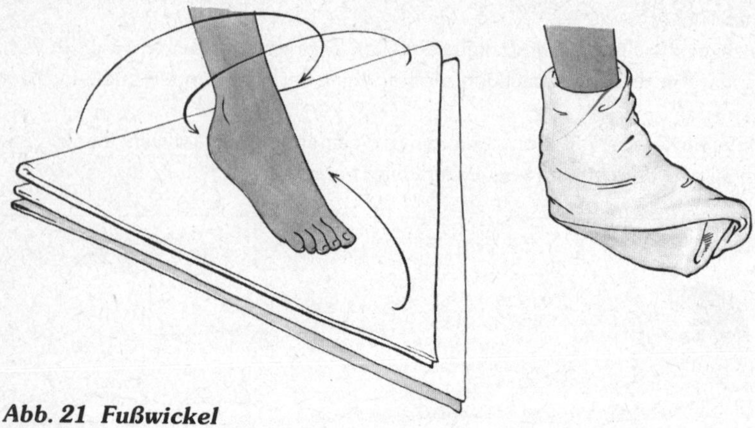

Abb. 21 ***Fußwickel***

die beiden seitlichen führt man um den Fuß und Knöchel herum und steckt sie gut fest.
Heilanzeigen: Schonende Abhärtung, milde Fiebersenkung, bei chronisch kalten und Schweißfüßen, gegen Schlafstörungen.

Nasse Socken
Durchführung: Diese »Erfindung« Kneipps wandte er oft anstelle des Fußwickels an; im Vergleich zu diesem lassen sich die Socken wesentlich einfacher anlegen. Man verwendet dafür 3 Paar Baumwollsocken, von denen jedes Paar eine Nummer größer als das vorangegangene sein muß. Die kleinsten taucht man ins Wasser und zieht sie an, darüber kommt ein größeres Paar trockener Socken und außen das größte Paar.
Heilanzeigen: wie beim Fußwickel.

Kurzwickel
Durchführung: Zunächst legt man das äußere Wolltuch, dann das trockene Leintuch und zuoberst das feuchte Leintuch auf das Bett, dann legt man sich so darauf, daß die Tücher von den Achselhöhlen bis zu den Kniekehlen reichen. Ein Helfer wickelt die Tücher um den Körper herum.
Heilanzeigen: wie beim Lendenwickel, aber stärker wirksam.

Unterwickel
Durchführung: Wolltuch, trockenes Tuch und obenauf das feuchte Wickeltuch werden ins Bett gelegt, dann läßt man sich so darauf nieder, daß der Wickel von den Achselhöhlen bis zu den Zehenspitzen reicht, aber die Arme nicht einhüllt. Ein Helfer

steckt das feuchte Tuch zwischen die Beine und hüllt den Körper dann in die beiden anderen Tücher.
Heilanzeigen: wie beim Kurzwickel, aber stärker wirksam; außerdem kalt zur Abhärtung und warm als Schwitzpackung zur Soforthilfe bei beginnenden Erkältungskrankheiten.
Der Unterwickel strengt schon stärker an und eignet sich deshalb nicht für alle Patienten; im Zweifel befragt man vorsorglich den Therapeuten.

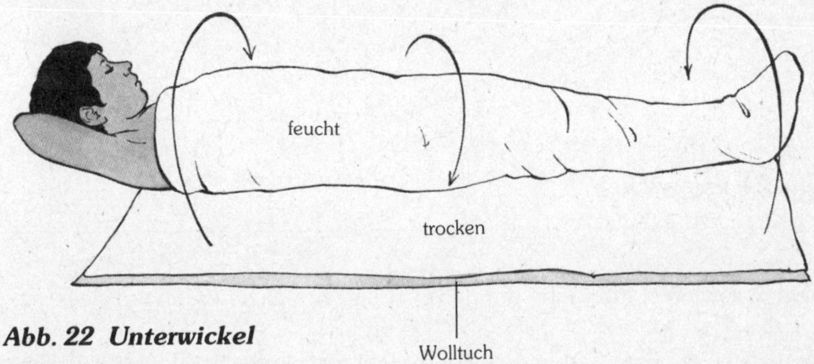

Abb. 22 Unterwickel

Oberaufschläger

Durchführung: Das innere feuchte Tuch wird (je nach Größe) 2- bis 4mal passend gefaltet und dann auf die Oberseite des Körpers gelegt (nicht darum herumgewickelt), die es von den Achselhöhlen bis zu den Knien bedeckt. Die beiden trockenen Tücher legt man wie beim Kurzwickel an.
Heilanzeigen: wie beim Kurzwickel, aber etwas schwächer wirksam.

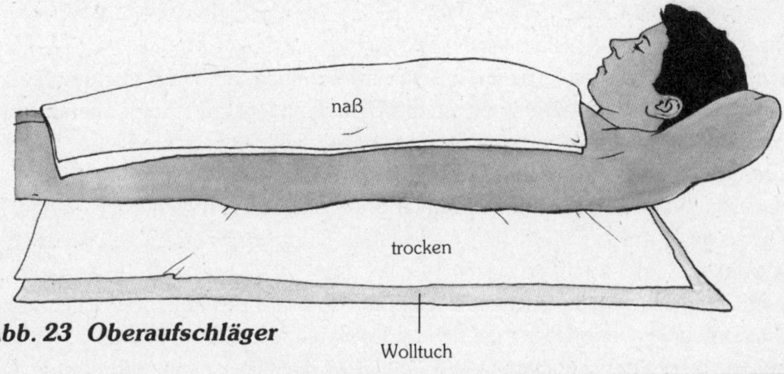

Abb. 23 Oberaufschläger

Unteraufschläger

Durchführung: Auf das Bett legt man das Wolltuch, darauf das trockene Leintuch und obenauf das feuchte Tuch, das 2- bis 4mal so gefaltet wird, daß es ungefähr der Breite des Rückens entspricht. Darauf läßt man sich so nieder, daß die Auflage von den Schultern bis zu den Kniekehlen reicht (nicht um dem Körper wickeln), die trockenen Tücher führt man wie beim Kurzwickel um den Körper herum.

Heilanzeigen: Mit kalten Wasser zur Abhärtung, gegen Nervosität und bei Verkrümmungen der Wirbelsäule, warm bei Husten, Asthma, Hexenschuß, Entzündungen des Rückenmarks und Kinderlähmung.

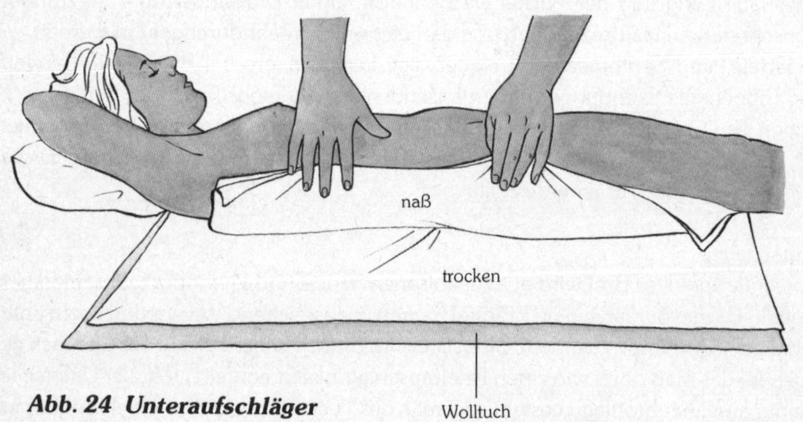

Abb. 24 Unteraufschläger

Unter den Zusätzen zum Wickel hat sich besonders der Lehm gut bewährt, der entzündungshemmend, austrocknend und ausscheidungsfördernd wirkt. Er kann auf folgende Arten angewendet werden.

- Lehm mit kaltem Wasser verrühren, bis eine lehmige Brühe entstanden ist, mit der man das innere Wickeltuch anfeuchtet;
- stärker wirkt die Anwendung, wenn der Lehm mit kaltem Wasser zum Brei verrührt wird, den man anstelle des feuchten Leintuchs fingerdick auf die Haut streicht und mit den üblichen beiden trockenen Tüchern umwickelt; dieser Wickel wird beendet, sobald der ausgetrocknete Lehm bröckelt.

Ansonsten gelten für den Lehmwickel die gleichen Regeln wie für Wickel ohne Zusätze. Angezeigt ist er vor allem bei Entzündungen, Eiterungen, Juckreiz, Wunden, Verbrennungen, Gelenkrheumatismus, Krampfadern und Venenentzündungen.

Anstelle von Lehm kann man auch Wasser mit Kieselsäurezusatz bei den gleichen Heilanzeigen verwenden. Sie ist wie der Lehm rezeptfrei in der Apotheke erhältlich und wird nach Gebrauchsanweisung angewendet.

Speziell für die Atemorgane empfehlen sich Brustwickel mit Sauerteig. Da sie sehr stark wirken, holt man vorher die Zustimmung des Therapeuten ein.
Sauerteig erhält man beim Bäcker; man braucht etwa 2 kg davon und streicht ihn fingerdick auf das innere Wickeltuch. Es wird so angelegt, daß der Sauerteig auf die Haut kommt, darüber legt man wie beim Brustwickel die beiden Trockentücher an. Normalerweise wendet man die Sauerteigpackung nur einmal an.
Senf wirkt vor allem stark anregend auf die körpereigenen Abwehrkräfte. Auf 1,5 l heißes Wasser gibt man 50 bis 100 g Senfmehl, 1/4 l Senfspiritus oder einige Tropfen Senföl, taucht das innere Tuch ein und legt es zusammen mit den beiden trockenen Tüchern als Brustwickel an. Nach 5 bis 20 Minuten kommt es als Reaktion zur kräftigen Hautrötung und der Wickel wird entfernt. Unter Umständen führt er zu unerwünscht starken Hautreaktionen und darf dann nicht mehr durchgeführt werden.
Sauerteig- und Senfbrustwickel eignen sich insbesondere bei Bronchial-, Lungen- und Rippenfellentzündungen zur ergänzenden Behandlung.
Neben den üblichen Auflagen und Wickeln kennen wir noch einige Sonderformen mit speziellen Heilanzeigen. Besonders hervorzuheben sind Breiauflagen, Säcke, Klatschkompressen und heiße Rollen.

Breiauflagen
Durchführung: Der Brei wird aus zerstoßenem Bockshornklee oder Leinsamen hergestellt. Dazu gibt man einige Eßlöffel Samen in ausreichend Wasser und kocht unter ständigem Umrühren zu einem zähen Brei ein. Er wird fingerdick auf das Leintuch gestrichen, das man oben wie einen Briefumschlag zusammenfaltet. Mit der Unterseite, die nur aus einer Stofflage besteht, legt man das Tuch auf die zu behandelnde Körperzone und wickelt dann die üblichen beiden Trockentücher darum.
Heilanzeigen: Anregung der Durchblutung, Linderung von Schmerzen, Entzündungen und Verkrampfungen, Bockshornklee außerdem noch bei Geschwüren.

Säcke
Durchführung: Man benötigt dazu einen Leinensack passender Größe, der zu 2/3 mit Heublumen oder in der Schale gekochten Kartoffeln gefüllt und fest zugebunden wird. Beim Kartoffelbreisack werden die Kartoffeln dann von außen mit dem Kartoffelstempel zum Brei zerkleinert, dann legt man ihn 40° C bis 42° C warm auf die zu behandelnde Körperzone. Darüber kommen wie üblich die beiden trockenen Tücher. Den Heublumensack gibt man 15 bis 20 Minuten in kochendes Wasser, preßt ihn dann mit geschützten Händen (wegen der Verbrühungsgefahr) aus, läßt auf 40 bis 42° C abkühlen und legt ihn wie den Kartoffelbreisack an.
Heilanzeigen: Heublumen bewähren sich gut bei Rheuma und zur verstärkten Ausscheidung von Schlacken über die Haut, außerdem bei Koliken im Leib, Asthma, Rippenfellentzündungen und Hautleiden; Kartoffelbreisäcke lindern Krämpfe, Koliken, Schmerzen und oberflächliche Entzündungen.

Klatschkompresse

Durchführung: An einem Holzstock (gut eignet sich zum Beispiel ein Kochlöffel) befestigt man ein passendes Stück Leintuch. Zur Behandlung wird es kurz in kochendes Wasser getaucht und dann für einige Sekunden auf die Haut gepreßt; das wiederholt man so lange, bis sich die behandelte Hautzone sichtbar rötet. Man erzielt auf diese Weise eine stärkere Tiefenwirkung.
Heilanzeigen: Erkrankungen der Bronchien, versuchsweise bei Nervenschmerzen.

Heiße Rolle

Durchführung: Ein Handtuch passender Größe wird einmal der Länge nach gefaltet und zu einem Trichter gerollt, in den man mit geschützten Händen (wegen der Verbrühungsgefahr) so lange heißes Wasser gießt, bis alle Schichten des Tuchs angefeuchtet sind. Den Trichter schiebt man zur Rolle zusammen und legt sie auf die zu behandelnde Körperzone, darüber kommen die beiden Trockentücher. Wenn die Wärme nachläßt, rollt man das Tuch ein Stück auf, bis man wieder eine heiße Stelle auflegen kann.
Heilanzeigen: Zur Linderung von Schmerzen, Krämpfen und Koliken, vor allem bei akuten Gallensteinkoliken; ferner bei Leberleiden. Auch die heiße Rolle wirkt stärker in die Tiefe.

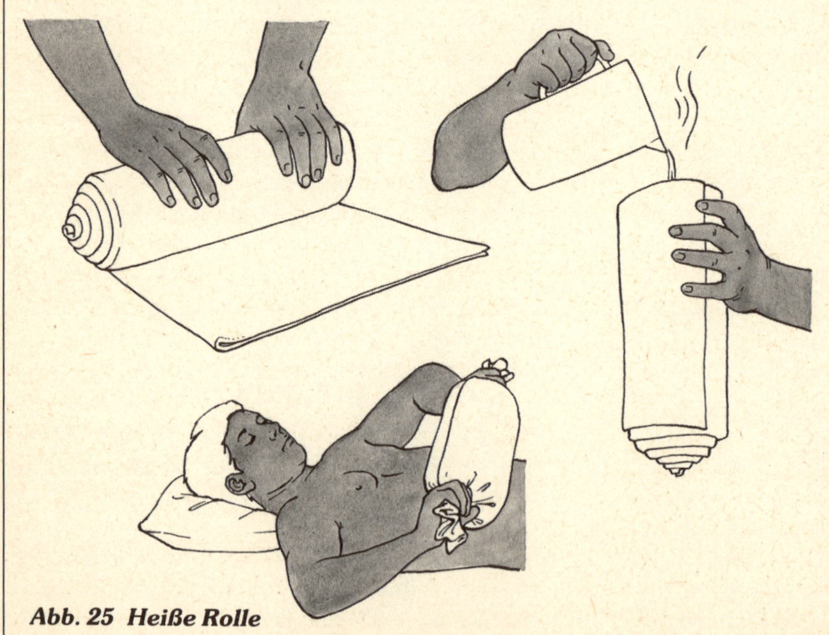

Abb. 25 Heiße Rolle

Dampfanwendungen

Dämpfe wirken intensiv, werden aber nicht so häufig durchgeführt, weil sie erschlaffen und nicht selten zu unerwünschten Nebenwirkungen führen. Vor allem Herz-Kreislauf-Kranke sollten sie deshalb (wenn überhaupt) nur nach Verordnung des Therapeuten anwenden. Treten während der Behandlung Schwindel, Herzbeschwerden oder ähnliche Nebenwirkungen auf, wird sofort unterbrochen. Ob man später wieder einen Versuch wagen kann oder zukünftig besser verträgliche Wasseranwendungen durchführt, entscheidet der Fachmann. Zur häuslichen Selbsthilfe kommen immer nur örtlich begrenzte Teildämpfe in Frage.
Dämpfe regen die Ausscheidung von Schlacken über die Haut mit der kräftigen Schweißabsonderung an, aktivieren den Stoffwechsel und Kreislauf. Die Erweiterung der Blutgefäße kann zum Blutdruckabfall bis hin zur Ohnmacht führen. Wegen der entspannenden Wirkung erzeugen Dämpfe Müdigkeit.
Im Durchschnitt dauert die Anwendung 10 bis 30 Minuten. Sobald als Reaktion der Schweiß am ganzen Körper ausbricht, ruht man noch 1 Stunde im vorgewärmten Bett. Dann beendet man den Dampf mit einer kurzen kalten Dusche.
Verstärkt wird die Wirkung, wenn man dem kochenden Wasser pflanzliche Zusätze beifügt, zum Beispiel Fichtennadeln, Heublumen oder Kamillen.

Gesichtsdampf

Durchführung: In einem Topf werden 1 bis 1,5 l Wasser zum Kochen gebracht. Den zugedeckten Topf stellt man auf den Tisch, setzt sich davor und beugt den Kopf darüber. Ein Helfer legt eine große Wolldecke um Kopf, Schultern und Dampftopf, damit kein Dampf nach außen entweicht. Dann wird der Topfdeckel geöffnet. Die Anwendung dauert ungefähr 10 Minuten.
Verbessert wird die Wirkung, wenn man den Dampftopf auf einen kleinen Elektrokocher auf den Tisch stellt, der die vorzeitige Abkühlung mit nachlassender Dampfentwicklung verhindert. Außerdem kann man dem kochenden Wasser pflanzliche Zusätze beifügen; bei Hautleiden eignen sich vor allem Kamillen, bei Erkrankungen der Atemwege Eukalyptus- oder Pfefferminzöl (nicht zu hoch dosieren, sonst drohen Reizungen der Augen und Atemwege).
Heilanzeigen: Pflege des Gesichts mit Anregung der Hautdurchblutung, unreine, zu Entzündungen neigende Haut, Mitesser, Akne, Ekzeme, anstelle des Augenbads bei Entzündungen der Augen; als Inhalation, bei der man tief durch Mund und Nase atmet, bei Schnupfen und Katarrhen der Atemwege.

Kopfdampf

Durchführung: Er entspricht dem Gesichtsdampf, der Oberkörper wird dazu aber entkleidet, so daß der Dampf eine größere Körperzone bestreicht.
Heilanzeigen: wie beim Gesichtsdampf, außerdem Erkrankungen der Haut an der Brust.

Fußdampf

Durchführung: Dazu benötigt man einen Stuhl, auf dessen Sitz eine Wolldecke und darauf ein Leintuch gelegt wird, die beide bis zum Boden reichen müssen. Der Patient entkleidet den Unterkörper und setzt sich auf die Tücher. Ein Helfer stellt einen Topf mit kochendem Wasser zugedeckt vor ihm auf den Boden. Die beiden Tücher werden dann straff um die Oberschenkel gelegt, über die Unterschenkel und Füße fallen sie locker nach unten bis zum Boden und hüllen auch den Dampftopf ein. Der Helfer öffnet jetzt den Topfdeckel und legt einen Lattenrost auf den Topf; darauf stellt der Patient die Füße, dann werden die Tücher fest um den Topf gesteckt, damit kein Dampf entweicht.

Heilanzeigen: Chronisch kalte Füße, zu geringes oder starkes Schwitzen der Füße.

Unterleibsdampf

Durchführung: Die Sitzfläche des Stuhls muß bei dieser Anwendung aus dampfdurchlässigem Rohrgeflecht bestehen, außerdem muß der Stuhl mit einer Rückenlehne ausgestattet sein. Über die Lehne hängt man die große äußere Wolldecke und darüber das trockene Leintuch; beide müssen bis zum Boden reichen. Der Patient entkleidet den Oberkörper und setzt sich so auf den Stuhl, daß er von den Füßen bis zu den Hüften locker in die Tücher gehüllt werden kann; dabei achtet man darauf, daß sie an den Hüften gut abschließen, damit kein Dampf entweicht. Die Füße stehen auf einer Matte am Boden. Der Helfer schiebt den Topf mit kochendem Wasser unter die Sitzfläche des Stuhls, öffnet den Deckel und steckt die Tücher so um den Topf, daß kein Dampf austritt.

Heilanzeigen: Blasenentzündungen, Blasen-, Nieren- und Darmkoliken, Entzündungen der männlichen Vorsteherdrüse, Menstruationsstörungen, Blutstauungen in der Leber.

Halbdampf

Durchführung: Er wird wie der Unterleibsdampf angewendet, aber die Füße stehen dabei nicht auf einer Matte am Boden, sondern auf einem Lattenrost über einem zweiten, kleineren Dampftopf (wie beim Fußdampf).

Heilanzeigen: Stärker wirksam als der Unterleibsdampf, insbesondere bei Magen-, Darm- und Lebererkrankungen, Nieren- und Blasenentzündungen, Nieren- und Gallenblasenkoliken, Menstruationsstörungen und ganz allgemein bei Erkrankungen der Bauch- und Unterleibsorgane.

Andere Dampfanwendungen eignen sich nicht für den Hausgebrauch, weil sie zu stark anstrengen oder besondere Einrichtungen erfordern. Sie werden nach Verordnung des Therapeuten durchgeführt.

Wassertreten in der Badewanne

In der biologischen Medizin gilt der Fuß als eine zentrale Schaltstelle des Körpers. Deshalb kann man viele Körperfunktionen durch Behandlung am Fuß günstig beeinflussen. Neben der Fußreflexzonenmassage, auf die hier nicht näher eingegangen werden kann, eignen sich daher auch Wasseranwendungen gut, vor allem das Wassertreten. Ursprünglich wurde es in einem Bach durchgeführt, in den Kneippkurorten gibt es dafür spezielle Becken mit fließendem Wasser. Für den Hausgebrauch genügt es, die gut abhärtende Anwendung in der Badewanne durchzuführen.

Durchführung: Die Badewanne wird bis zur Wadenmitte mit kaltem Wasser gefüllt, in dem man wie ein Storch auf und ab geht, also bei jedem Schritt einen Fuß ganz aus dem Wasser hebt. Als Reaktion kommt es nach ungefähr 2 Minuten zur Erwärmung der Füße, der ein kurzer, schneidender Kälteschmerz vorangehen kann. Dann beendet man das Wassertreten und trocknet die Füße mit einem groben Tuch ab.

Heilanzeigen: Allgemeine Abhärtung bei regelmäßiger Durchführung 1- bis 2mal täglich; bei Anwendung am Abend wird der Schlaf verbessert.

Am frühen Morgen kann man auch barfuß durch taufeuchtes Gras gehen, die Reaktion tritt dann aber erst nach 3 bis 4 Minuten ein. Zusätzlich sollte man viel barfuß durch trockenes Gras laufen, um die Wirkung zu verstärken. Im Winter kann man für 1 bis 2 Minuten barfuß durch frischen (nicht verharschten) Schnee gehen.

Bewegung, Luft und Sonne

Viele Menschen leisteten im vergangen Jahrhundert noch Tag für Tag harte körperliche Arbeit im Freien. Ihnen konnte Pfarrer Kneipp natürlich nicht empfehlen, Gymnastik und Sport zu treiben. Am Abend waren sie viel zu müde und brauchten Erholung, bis am Morgen wieder ihr hartes Tagwerk begann.

Dennoch vernachlässigte Kneipp in seiner Gesundheitslehre die Bewegung an der frischen Luft und Sonne nicht. Auch zu seinen Lebzeiten gab es schon Menschen aus gehobenen sozialen Schichten, denen körperliche Anstrengung als »unfein« erschien. Ihnen verordnete Kneipp vor allem sinnvolle Beschäftigung im Freien, zum Beispiel Gartenarbeit.

Inzwischen gibt es nur noch wenige Berufe, die mit körperlicher Arbeit an der frischen Luft verbunden sind. Deshalb gewinnen Gymnastik und Sport heute immer mehr an Bedeutung. Kneipps Empfehlung, einen Teil der Freizeit durch Arbeit im Freien zu gestalten, läßt sich heute kaum noch erfüllen, so viele Gärten gibt es überhaupt nicht. Wer aber ein Stück Garten sein eigen nennt, kann getrost Kneipp folgen und sich durch Arbeit darin fast das ganze Jahr über fit halten. Dabei kommt er auch der Natur wieder ein Stück näher, erlebt aus nächster Nähe den Zyklus des Wachsens und Vergehens mit, was sich auch günstig auf das Seelenleben auswirkt.

Bewegung tut not

Umfragen der letzten Zeit ergaben, daß heute immer mehr Menschen Gymnastik und Sport treiben. Dieses im Grunde erfreuliche Ergebnis darf man aber nicht überbewerten, denn körperliche Aktivität nützt nur dann, wenn sie regelmäßig durchgeführt wird – und damit hapert es bei den meisten immer noch. Wer sich aber nur gelegentlich einmal tüchtig anstrengt, muß davon unter Umständen sogar Gesundheitsschäden oder zumindest einen kräftigen Muskelkater befürchten, ohne durch diese »Tortur« gesünder zu werden.

Bewegungsmangel und seine Folgen

Der Mangel an regelmäßiger körperlicher Bewegung wirkt sich nicht sofort auf die Gesundheit aus, die Folgen spürt man erst nach Jahren bis Jahrzehnten. Dann ist es zwar immer noch nicht zu spät, wieder mit dem Training zu beginnen, aber es dauert wesentlich länger, ehe man wieder in Form kommt, und nicht alle Schäden lassen sich vollständig beseitigen.

Bewegungsmangel zieht den gesamten Organismus und indirekt auch das Seelenleben in Mitleidenschaft. Vor allem mit den nachstehenden Folgen muß man rechnen:

- *Herz-Kreislauf-Erkrankungen,* wie Krampfadern, Venenentzündungen und Thrombosen, zunehmende Arterienverkalkung, zu hoher oder niedriger Blutdruck, erhöhte Blutfettwerte, Herzmuskelschwäche und als gefürchtete Spätfolgen Embolien, Herzinfarkt und Schlaganfall.
- *Störungen des Stütz- und Bewegungsapparats,* vor allem Muskelschwund, vorzeitige Abnutzung der Gelenke, die nur durch ausreichend Bewegung »geschmiert« werden, Verkrümmungen der untrainierten Wirbelsäule, Verhärtungen der Bandscheiben und Schwund der Knochensubstanz (vor allem bei Frauen ab den Wechseljahren), weil die Knochen nur bei ausreichender Beanspruchung mit genügend Baustoffen versorgt werden.
- *Darmträgheit und daraus resultierende weitere Schäden des Verdauungssystems und anderer Organe,* insbesondere chronische Reizungen der Darmschleimhaut mit Zerstörung der lebenswichigen Darmkeimbesiedlung (Darmflora), die beide auch als Krebsrisiken gelten.
- *Übergewicht,* weil die zugeführten Kalorien nicht verbraucht werden können; es begünstigt viele andere Krankheiten, vor allem Herz-Gefäß-Schäden.
- *Ungenügende Durchblutung und Sauerstoffversorgung des Körpers mit verlangsamtem Stoffwechsel,* woraus schließlich auch Krebs entstehen kann.
- *Schwächung der körpereigenen Abwehrkräfte,* die durch körperliches Training indirekt angeregt werden.
- *Verminderte körperliche und geistige Leistungsfähigkeit mit Störungen des Allgemeinbefindens und verminderter Widerstandskraft gegen Streß.*

– *Nervöse und seelische Störungen,* die sich zum Teil aus der ungenügenden Sauerstoffversorgung des Gehirns erklären, vor allem depressive Verstimmungen.

Alle diese Folgen lassen sich nicht allein aus dem Bewegungsmangel erklären. Als Grundübel sorgt er aber oft dafür, daß andere Risikofaktoren zu den genannten Schäden führen können. Vermeiden lassen sie sich nicht, wenn man sich ab und zu einmal mit schlechtem Gewissen beim Training die Lungen aus dem Hals keucht, so als wollte man alles Versäumte auf einmal nachholen. Diese Unvernunft endete für manchen schon tödlich. Nur durch regelmäßiges lebenslanges Training können die Schäden durch Bewegungsmangel vermieden oder wieder behoben werden.

Wirkungen der Bewegungstherapie

Regelmäßige körperliche Bewegung wirkt allen oben genannten Schäden durch Bewegungsmangel entgegen. Besonders hervorzuheben ist das Training von Herz und Kreislauf, deren Funktionen allmählich gestärkt und normalisiert werden. Völligen Schutz vor den gefürchteten Zivilisationskrankheiten dieses Organsystems erreicht man dadurch zwar auch nicht, aber zusammen mit vollwertiger Ernährung beugt man ihnen doch schon recht zuverlässig vor.

Die Muskulatur wird durch ausreichend Bewegung ebenfalls gekräftigt, die Wirbelsäule bleibt beweglicher und die maßvoll beanspruchten Gelenke bilden genügend »Schmierflüssigkeit«, die vor der frühzeitigen Abnutzung schützt. Auch die Bandscheiben bleiben durch Bewegung länger elastisch und in die Knochen wird mehr Kalzium eingebaut, was der vor allem bei Frauen ab den Wechseljahren gefürchteten Knochenentkalkung vorbeugt.

Die körperliche Anstrengung führt außerdem zur vertieften Atmung mit Anregung der Durchblutung und des Stoffwechsels. Dadurch erhalten die Zellen und Gewebe wieder ausreichend Sauerstoff für ihre lebenswichtigen chemischen Funktionen, das Leistungsvermögen und Allgemeinbefinden bessert sich bald spürbar. Hinzu kommt die allgemeine Steigerung der Körperabwehr, die viele Krankheitsursachen beseitigt, noch ehe man davon überhaupt etwas spürt.

Am Verdauungstrakt sorgt die regelmäßige körperliche Bewegung vor allem für die geregelte Stuhlentleerung. Die allgemein verbesserte Durchblutung trägt außerdem dazu bei, daß alle Verdauungsorgane wieder ausreichend arbeiten und die Nahrung richtig verwerten. Das wirkt sich vor allem auf die Leberfunktionen günstig aus, denn dieses »Zentrallabor« des Körpers, das über 500 wichtige Aufgaben erfüllt, ist besonders auf ausreichende Versorgung mit Blut und Sauerstoff angewiesen.

Allein durch körperliche Bewegung läßt sich Übergewicht zwar kaum vermeiden oder wieder beseitigen, aber zur Ergänzung der Schlankheitsdiät ist sie unentbehrlich. Immerhin erhöht sie den Kalorienverbrauch täglich um mehrere hundert und regt überdies den Stoffwechsel an, der für die raschere Verbrennung der Fettdepots sorgt.

Von nicht zu unterschätzendem Wert ist die regelmäßige Bewegung für die Krebsvor-

sorge. Inzwischen liegen genügend wissenschaftliche Untersuchungsergebnisse vor, nach denen dadurch die Abwehr- und Stoffwechselfunktionen derart aktiviert werden können, daß es nicht zu der für Krebs typischen Entartung des Zellstoffwechsels vom Sauerstoff- zum Gärungsstoffwechsel kommt und einzelne Krebszellen, die wahrscheinlich immer wieder im Körper entstehen, von der Abwehr vernichtet werden.
Schließlich gleicht körperliche Anstrengung die seelisch-nervösen Belastungen unseres Alltags aus. Die Toleranzschwelle für Streß gleich welcher Art erhöht sich erheblich, die Funktionen des vegetativen Nervensystems, das den gesamten Organismus steuert, harmonisieren sich wieder, depressive Verstimmungen werden aufgehellt und andere seelische Störungen gebessert.
Zusammen mit vollwertiger Ernährung, frischer Luft und ausreichend Sonne wird die tägliche körperliche Bewegung also zur Grundvoraussetzung für die Erhaltung oder Wiederherstellung der Gesundheit. Es ist nie zu spät, damit wieder anzufangen, aber am besten gewöhnt man sich schon von Kindesbeinen an daran, ehe der Bewegungsmangel zu ersten Erkrankungen führen kann.

Das Bewegungsprogramm für die Gesundheit

Körperliche Bewegung kann der Gesundheit nützen, ihr aber auch schweren Schaden zufügen, das hängt von der Durchführung ab. Abgesehen von der Grundregel, daß regelmäßig Tag für Tag trainiert werden soll, muß man sich vor jeder Übertreibung hüten und darf keine Höchstleistungen anstreben, sondern die allmähliche Verbesserung der Ausdauer. Unter diesen Voraussetzungen kann man in jedem Alter wieder mit dem Bewegungsprogramm beginnen, und es gibt auch kaum eine Krankheit, die auf Dauer nicht wenigstens ein Mindestmaß an Bewegung zuläßt; selbst bei Abnutzung der Gelenke sollte regelmäßig maßvoll trainiert werden, um die Beweglichkeit so weit und so lange wie möglich zu erhalten. Untrainierte Menschen ab dem 35. Lebensjahr und Kranke stimmen ihr geplantes Training aber vorsorglich mit ihrem Therapeuten ab, der bei Bedarf die im Einzelfall erforderlichen Einschränkungen und Vorsichtsmaßnahmen verordnen wird.

Training der Ausdauer

Hochleistungssport mit einseitiger Beanspruchung und plötzlicher kurzer Kraftentfaltung hat mit Gesundheitspflege wenig zu tun, sondern wird oft eher zum Risikofaktor. Das richtige Bewegungsprogramm muß die körperliche Ausdauer allmählich steigern. Dazu sind die folgenden beiden Grundbedingungen zu erfüllen:

- *Regelmäßiges tägliches Training,* das bei ungeübten Anfängern noch kurz dauert und langsam entsprechend der verbesserten Leistungsfähigkeit gesteigert wird;
- *Trainingsprogramm,* das möglichst viele Muskelgruppen des Körpers beansprucht, damit man eine umfassende Wirkung erzielt.

Die zweite Bedingung läßt sich leicht erfüllen, denn Gymnastik, Schwimmen, Radfahren, Dauerlauf, im höheren Alter auch nur noch ausgedehnte Spaziergänge und Wanderungen, sorgen dafür, das ausreichend viele Muskeln trainiert werden. Wesentlich schwerer fällt es vielen Menschen aber, sich an das regelmäßige Üben zu gewöhnen. Immer wieder setzen sie dazu an, halten auch einige Zeit durch, hören dann aber doch für lange Zeit auf, um sich schließlich wieder einmal dazu aufzuraffen. Dann neigen sie oft auch noch dazu, des Guten gleich zu viel zu tun, übertreiben also vom ersten Tag an und fühlen sich durch die dabei auftretenden Beschwerden scheinbar in ihrer Überzeugung bestätigt, daß Bewegung wohl doch nicht das Richtige für sie ist. So kann die Ausdauer und Gesundheit aber nie verbessert werden, im Gegenteil. Unter Umständen treten so schwere körperliche Schäden ein, daß zukünftig nur noch sehr beschränkt trainiert werden kann. Das liegt aber nicht am Sport, sondern an der falschen Durchführung.
Wer sich nach längerer Bewegungsarmut wieder dazu entschließt, Gymnastik und Sport zu treiben, sollte sich deshalb von vornherein vor Augen halten, daß die Kondition nur langsam durch regelmäßiges Üben verbessert werden kann. Nur dann wird sich die ganze Mühe nach einiger Zeit durch besseres körperlich-seelisches Befinden auszahlen. Andernfalls kann es sogar besser für die Gesundheit sein, überhaupt nicht mit dem Training zu beginnen, als unnötige Risiken einzugehen.
Das tägliche Bewegungsprogramm besteht – je nach Leistungsvermögen – aus 5 bis 10 Minuten Gymnastik mit Atemübungen morgens und abends und mindestens 3mal wöchentlich Sport, anfangs nur 10 bis 15 Minuten lang, später allmählich auf mindestens 30 Minuten gesteigert – und das ein Leben lang.

Vorsicht, keine Übertreibungen
So unentbehrlich die Bewegung zur täglichen Gesundheitsvorsorge auch ist, man darf sie doch nicht übertreiben. Wenn man zu oft und lange trainiert, droht nicht nur ein kräftiger Muskelkater, es können auch ernste, chronische Schäden am Bewegungsapparat und Herz-Kreislauf-System auftreten, manchmal sogar tödliche Folgen.
Das Training muß stets dem persönlichen Leistungsvermögen angepaßt und langsam entsprechend dem Trainingsfortschritt gesteigert werden. Als Grundregel für Gesunde gilt: Die körperliche Anstrengung darf nicht mehr als 50 bis höchstens 70% der persönlichen Leistungsfähigkeit beanspruchen. Nur dann erzielt man eine ausreichende Wirkung ohne Gefahr der Überforderung.
Erkennbar wird das an der durch das Training gesteigerten Puls- (Herz-)frequenz, die sich bei richtigem Training bei Gesunden von normalerweise 60 bis 80 Schlägen auf 170 bis 180 Schläge minus Lebensalter pro Minute erhöhen soll. Demnach kommt ein 20jähriger auf 150 bis 160 Schläge, ein 40jähriger auf 130 bis 140 Schläge und ein 60jähriger nur noch auf 110 bis 120 Schläge in der Minute. Kranke Menschen richten sich nicht nach dieser Regel, für sie muß der Therapeut individuell das verträgliche Maß an körperlicher Belastung bestimmen.

Zur Pulsmessung kann man einen elektronischen Pulsmesser verwenden, von dem sich die Werte einfach ohne Unterbrechung der Bewegung ablesen lassen. Es geht aber auch ohne Pulszählen, denn bei angemessen gesteigerter Herzfrequenz kommt man etwas außer Atem, aber noch nicht so stark, daß man sich nicht mehr unterhalten könnte.
Anfangs erreicht man die erlaubte körperliche Beanspruchung recht schnell, weil der untrainierte Körper noch nicht ausreichend leistungsfähig ist. Nach und nach verbessert sich das Leistungsvermögen durch regelmäßiges Training, bis man schließlich in der Lage ist, täglich 2mal je 10 Minuten Gymnastik und mindestens 3mal wöchentlich je 30 Minuten Sport zu treiben, ohne sich zu überfordern.

Tägliche Gymnastik mit Atemübungen

Grundlage des täglichen Bewegungsprogramms bildet die Gymnastik. Sie kann praktisch von jedermann absolviert werden, denn bei richtiger Durchführung strengt man sich dadurch nie übermäßig an. Trotzdem müssen kranke, geschwächte und alte Menschen das Gymnastikprogramm vorher mit dem Therapeuten besprechen, der bei Bedarf die notwendigen Einschränkungen und Vorsichtsmaßnahmen bestimmen wird.
Anfänger führen Gymnastik zunächst nur morgens oder abends etwa 5 Minuten lang durch. Sobald sie dieser Belastung gewachsen sind, wird das Gymnastikprogramm dann morgens gleich nach dem Aufstehen und abends vor dem Schlafengehen absolviert. Mit zunehmendem Leistungsvermögen erhöht man die Belastung allmählich bis auf 2mal 10 Minuten täglich. Das genügt als Mindestmaß, kann aber auch noch gesteigert werden. Geübte sollten im Tagesverlauf zwischendurch immer wieder einmal einige gymnastische Übungen durchführen, um einseitige Belastungen bei der Arbeit auszugleichen.
Die Gymnastik wird am besten mit Atemübungen kombiniert, stets unter offenem Fenster oder im Freien durchgeführt, um die Sauerstoffversorgung des Körpers zu verbessern. Darauf kommen wir im Kapitel über Licht und Luft nochmals zu sprechen.
Durch Gymnastik erzielt man nicht den gleichen deutlichen Leistungszuwachs wie durch Sport. Sie sorgt hauptsächlich dafür, daß Beweglichkeit und Haltung des Körpers verbessert werden. Außerdem regt man die Herz-Kreislauf-Funktionen, den Stoffwechsel, die Sauerstoffversorgung und Körperabwehr an. Das setzt voraus, daß die Übungen den gesamten Körper trainieren. Zum täglichen Gymnastikprogramm gehören deshalb Übungen für die großen Arm-Bein-Gelenke, Rücken- und Bauchmuskulatur.
Das Programm stellt man nach einem Ratgeber über Gymnastik zusammen. Die daraus ausgewählten Übungen kann man ständig beibehalten oder nach Beherrschung durch neue ersetzen, um das Training abwechslungsreicher zu gestalten. Zu empfehlen ist auch gemeinsames Training in einem Sportverein unter fachmännischer Anleitung. Skepsis ist allerdings gegenüber Aerobic und anderen neuen Formen der Gym-

nastik angebracht, bei denen nicht selten unerwünschte Begleiterscheinungen auftreten. Wenn man sich dazu entschließt, muß deshalb sichergestellt sein, daß die Anleitung durch einen erfahrenen Trainer mit fundierter Ausbildung erfolgt.

Sport mit Vernunft

Sport kann der Gesundheit nützen, aber auch erheblichen Schaden anrichten, ja sogar zu einer Art Sucht werden, die keine Rücksicht mehr auf die Gesundheit nimmt. Soweit darf es nie kommen. Wer bemerkt, daß er zur Überforderung beim Training neigt, muß dem rechtzeitig gegensteuern, ehe vielleicht nur noch psychotherapeutische Hilfe möglich ist.

Richtig durchgeführt ergänzt der Sport sinnvoll das tägliche Gymnastikprogramm. Dazu gelten die folgenden Grundregeln:

- Zur Vorsorge oder Wiederherstellung der Gesundheit kommen nur Ausdauersportarten in Frage, die möglichst viele Muskelpartien trainieren; dazu gehören hauptsächlich Schwimmen, Radfahren, Dauerlauf (Jogging), im Winter auch Skilanglauf; für ältere und geschwächte Menschen kann bereits der flotte Spaziergang als regelmäßiges Training genügen.
- Alle Kraft- und Leistungssportarten, die eine kurze hohe Kraftentfaltung oder Streben nach körperlicher Höchstleistung erfordern, eignen sich nicht für die Gesunderhaltung.
- Das Training wird regelmäßig mindestens 3mal wöchentlich an der frischen Luft bei jeder Witterung durchgeführt; nur bei sehr widrigen Witterungsverhältnissen kann ausnahmsweise bei offenem Fenster mit einem Heimtrainer (Zimmerfahrrad, Rudergerät) geübt werden.
- Die anfängliche Belastung richtet sich nach dem persönlichen Leistungsvermögen, das durch regelmäßiges Training allmählich gesteigert wird, bis man problemlos 3mal wöchentlich je 1/2 Stunde trainieren kann; kranke, alte und geschwächte Menschen besprechen das Training stets mit ihrem Therapeuten.

Wenn diese einfachen Grundregeln strikt beachtet werden, muß man beim Sport kaum unerwünschte Reaktionen befürchten. Treten sie doch auf, unterbricht man sofort, um sich zu erholen. Die Ursachen sollten dann bald durch fachmännische Untersuchung geklärt werden, ehe man wieder mit dem Trainingsprogramm beginnt.

Muskelkater ist kein Zeichen für die erwünschte Wirkung, sondern Warnzeichen der Überforderung. Er entsteht übrigens nicht, wie bis vor kurzem angenommen wurde, durch Anhäufung von Milchsäure in den Muskelzellen, sondern durch feine Muskelrisse; deshalb gilt die alte Empfehlung nicht mehr, daß man sich bei Muskelkater mäßig bewegen sollte, wichtig ist Ruhe, damit die Risse innerhalb weniger Tage heilen. Durch vernünftiges Training läßt sich der Muskelkater vermeiden.

Auf Grund praktischer Erfahrungen kann man davon ausgehen, daß folgende Belastungen bei den einzelnen Sportarten für einen gesunden Erwachsenen mittleren Alters angemessen sind:

- *Dauerlauf (Jogging)* in der ersten Woche 3mal 1 Minute ohne Unterbrechung laufen, in der zweiten Woche 3mal 2 Minuten und so fort jede Woche 1 Minute mehr, bis man nach 30 Wochen 1/2 Stunde ununterbrochen laufen kann.
- *Gehen* in der ersten Woche 3mal 1 km in 10 bis 12 Minuten, in der zweiten Woche 3mal 2 km in 20 Minuten und so fort jede Woche 1 km mehr, bis man die persönliche Leistungsgrenze erreicht; für alte und geschwächte Menschen empfiehlt sich als Ziel 3mal wöchentlich 6 km in 55 bis 60 Minuten, Gesunde erzielen aber nur dann einen ausreichenden Trainingseffekt, wenn sie 8 km in ungefähr 60 bis 64 Minuten schaffen.
- *Schwimmen* in der ersten Woche 3mal 3 Minuten, dann allmählich innerhalb von 8 Wochen auf wöchentlich 3mal 500 m Schwimmstrecke steigern.
- *Radfahren* in der ersten Woche 3mal 2 km auf ebener Strecke in 8 Minuten, in der zweiten Woche 3mal 3 km in 13 Minuten und in der dritten Woche 3mal 4 km in 18 Minuten; danach steigert man wöchentlich um jeweils 2 km, bis man die persönliche Leistungsgrenze erreicht; zum Dauertraining sind 3mal pro Woche 15 bis 20 km in 60 bis 90 Minuten auf ebener Strecke anzustreben.
- *Skilanglauf* in der ersten Woche 3mal 2 km in etwa 20 Minuten auf gespurter Loipe, danach wöchentlich um 1 km steigern und die notwendige Zeit verkürzen, bis man die persönliche Leistungsgrenze erreicht.

Hierbei handelt es sich allerdings nur um Durchschnittsleistungen, individuelle Abweichungen sind also je nach Alter, Gesundheitszustand und Kondition notwendig, um Über- oder Unterforderung zu vermeiden.

Bewegung als gesundes Hobby

Der Nutzen für die Gesundheit wäre allein Grund genug, sich regelmäßig ausreichend zu bewegen. Das wissen auch die meisten Menschen, aber sie halten sich trotzdem nicht daran. Solange es ihnen gut geht, raffen sie sich allenfalls zwischendurch einmal dazu auf, und wenn sie erst unter Zivilisationsschäden leiden und deshalb besser zum regelmäßigen Training motiviert wären, können sie oft nur noch ein eingeschränktes Bewegungsprogramm absolvieren. Deshalb sollte man Sport nicht allein als Gesundheitspflege betrachten, sondern als Freizeitbeschäftigung betreiben, die Spaß macht.
Das setzt zunächst voraus, daß man unter den zum Ausdauertraining geeigneten Sportarten die auswählt, die tatsächlich den persönlichen Vorlieben entsprechen. Oft wird man nicht ein Leben lang bei der gleichen Sportart bleiben, sondern nach und nach mehrere ausprobieren.
Zu empfehlen ist außerdem, nicht nur die notwendigen 3mal 30 Minuten Sport pro Woche zu absolvieren, sondern sich darüber hinaus auch noch in anderer Weise körperlich zu betätigen. Auch hier richtet sich die Auswahl wieder nach den persönlichen Vorlieben. Der eine wird vielleicht längere Wanderungen oder Radtouren vorziehen, dem anderen machen vielleicht Rasenspiele mehr Spaß.

Schließlich gehört zum Sport auch noch die Pflege sozialer Kontakte. Das kommt den Bedürfnissen des heutigen Menschen, der zunehmend unter sozialer Isolierung leidet, besonders entgegen und kann zum starken Motiv werden. Ob man sich einem Sportverein anschließt, zum Lauftreff geht, Mannschaftssport treibt, eine Wandergruppe gründet oder zusammen mit der Familie und Bekannten Radtouren unternimmt, bleibt dem persönlichen Geschmack überlassen.
Positive Motivation zum Sport spielt auch deshalb eine wichtige Rolle, weil verbissenes Training, das »nur« der Gesundheit dient, oft zu Muskelverspannungen führt. Dadurch werden die harmonischen Bewegungsabläufe behindert und es drohen Sportschäden. Training mit Freude an der körperlichen Aktivität dagegen lockert die Muskulatur, harmonisiert die Körperbewegungen und beugt dadurch Schäden vor.

Körper und Seele in Einklang bringen

Abgesehen von der körperlichen Ertüchtigung wirkt sich regelmäßige Bewegung günstig auf das Seelenleben aus. Im abendländischen Kulturkreis herrscht traditionell eine Überbetonung des Verstands zu Lasten der seelischen und körperlichen Bedürfnisse. Sie wird durch regelmäßiges Training überwunden, das nicht nur den Körper, sondern auch das Seelenleben von der einseitigen Vorherrschaft des Verstands befreit, weil Körper und Seele eine Einheit bilden. Dabei verschwinden dann verschiedene wichtige Krankheitsfaktoren unserer Zeit.
Die Bedeutung der Körpertherapie für die körperlich-seelische Gesundheit wird mittlerweile auch von der Psychotherapie bestätigt. Sie arbeitet heute mit verschiedenen Körpertherapien, wobei neben Gymnastik und Sport auch noch Atemtherapie, Massagen und Entspannungstechniken eine Rolle spielen. Die Erfolge dieser neuen Behandlungsmethoden sind überzeugend. Wenn man rechtzeitig beginnt, durch Gymnastik und Sport für die Harmonie von Körper und Seele zu sorgen, erspart man sich meist viele der heute verbreiteten seelischen und damit verbundenen körperlichen Störungen.
Natürlich wußte Kneipp noch nichts von der Körperpsychotherapie, die erst seit Ende der 70er Jahre zu einiger Bedeutung gelangte. Aber als Seelsorger wußte er, daß man die Bedürfnisse von Körper und Seele nicht unterdrücken und einseitig den Verstand überbetonen darf. Deshalb läßt sich seine Gesundheitslehre auch mit den Erfahrungen der modernen Körpertherapie in Einklang bringen.

Licht und Luft als »Lebenselixiere«

Zu den natürlichsten Heilmitteln, die in der Kneipptherapie neben dem Wasser eine Rolle spielen, gehören Luft und Licht. Auch wenn es sich dabei um sehr einfache Mittel handelt, darf man sie nicht überheblich vernachlässigen, denn sie beeinflussen verschiedene wichtige Körperfunktionen günstig.
Frische Luft benötigen wir zunächst zum Atmen, um den Zellen den für die Stoffwechselfunktionen notwendigen Sauerstoff zur Verfügung zu stellen. Darüber hinaus erzeugt sie über die Haut günstige Reaktionen der Blutgefäße, Abwehr-, Nerven-, Drüsen- und Stoffwechselfunktionen; über diese Körpersysteme lassen sich viele Krankheiten vermeiden oder ergänzend behandeln.
Die ultravioletten Sonnenstrahlen wirken noch stärker auf die Körperfunktionen, weil sie lichtchemische Reaktionen auslösen. Sie sind vor allem für den Aufbau von Vitamin D aus den Vorstufen der Nahrung wichtig, wirken außerdem am Aufbau von Eiweiß, Fett und rotem Blutfarbstoff mit, regen Nervensystem, Stoffwechsel und Körperabwehr an.
Beide Naturheilmittel sind lebenswichtig und gehören zur Gesundheitsvorsorge und ergänzenden Behandlung vieler Krankheiten. Wie jedes Heilmittel müssen sie aber richtig dosiert werden, sonst können vor allem die UV-Strahlen auch erheblich schaden. Am besten nützt man sie, indem man sich ausreichend an der Luft und Sonne bewegt, das ist die natürlichste und verträglichste Form des Luft- und Sonnenbads.
Zusätzlich kann Frischluft bei Atemübungen im Rahmen der täglichen Gymnastik und als Luftbad angewendet werden. Die Atemschulung ist besonders wichtig, denn heute leiden über 50% aller Bewohner der westlichen Industrienationen unter hektisch-oberflächlicher Kurzatmung, die Durchblutung, Stoffwechsel, Nervenfunktionen und Sauerstoffversorgung der Zellen stört.
Das Atemtraining führt man am besten zusammen mit der Gymnastik 2- bis 3mal täglich im Freien oder unter offenem Fenster durch. Dabei genügen jeweils 10 bis 20 Atemzüge, jede Übertreibung kann die Fehlatmung noch weiter verschlimmern.
Nach welcher Technik man die Atmung trainiert, bespricht man mit dem Therapeuten. Das nachstehende Training hat sich zwar bei vielen Menschen bewährt, genügt aber nicht immer. Patienten mit Herz-Lungen-Krankheiten müssen die Übungen immer unter fachmännischer Anleitung durchführen, um unerwünschte Nebenwirkungen zu vermeiden.
Trainiert wird in entspannter Rückenlage. Zunächst übt man einzeln die Brust- und Bauchatmung, danach die Vollatmung. Eingeatmet wird durch die Nase, ausgeatmet gegen den Widerstand der leicht geschlossenen Lippen mit leisem Summen durch den Mund. Das Verhältnis der Einatmungszeit zur Ausatmungszeit beträgt ungefähr 1:2, die anschließende Atempause, in der man ohne Atmung ruhig daliegt, sollte ungefähr 3 mal so lange wie die Einatmung dauern. Anfangs zählt man dazu im Geist, später geht der richtige Atemrhythmus dann in Fleisch und Blut über.

Beispiel:
Einatmung – im Geist von 1 bis 5 zählen;
Ausatmung – im Geist von 1 bis 10 zählen;
Atempause – im Geist von 1 bis 15 zählen.

Die Atemschulung beginnt mit dem Training der Bauchatmung; sobald diese beherrscht wird, geht man zur Brustatmung über, schließlich übt man die kombinierte Bauch-Brust- (Voll-) atmung. Vor jeder Übung wird einmal tief ausgeatmet, wobei Brust und Bauch deutlich einsinken.

- *Bauchatmung:* Eine Hand auf den Bauch legen und gegen ihren leichten Widerstand tief in den Bauch einatmen, der sich deutlich vorwölbt; diese Übung vertieft die Atmung, stärkt Zwerchfell und Bauchmuskeln, regt die Bauchdurchblutung und Darmentleerung an.
- *Brustatmung:* Tief in die Brust einatmen, wobei man automatisch die Atemhilfsmuskulatur am Hals verwendet; der Brustkorb hebt sich deutlich, die Bauchdecken bleiben unbewegt; dadurch verbessert man auch die Bauchdurchblutung und Herzfunktionen.
- *Vollatmung:* Tief in den Bauch einatmen, so daß er sich vorwölbt, dann den Bauch etwas zurücknehmen und zusätzlich tief in die Brust einatmen, damit sie sich ebenfalls vorwölbt; die Ausatmung erfolgt zuerst aus dem Bauch, dann aus der Brust.

Die Vollatmung übt man ständig 2mal täglich zusammen mit der Gymnastik. Schließlich wird sie ganz selbstverständlich beibehalten und sorgt stets für gute Durchlüftung der Lungen und ausreichende Sauerstoffversorgung der Zellen.
Luftbäder können passiv als Liegekuren im Freien durchgeführt werden, besser kombiniert man sie mit der Bewegung an der frischen Luft. Man gewöhnt sich allmählich daran, indem man den unbekleideten Körper zunächst 2mal täglich im warmen und dann im kalten Zimmer der Luft aussetzt, danach zusätzlich das Fenster öffnet und schließlich ins Freie geht. Die Dauer der einzelnen Phasen hängt von der Verträglichkeit ab. Frösteln erfordert immer den sofortigen Abbruch und Bewegung zur raschen Erwärmung des Körpers. Der Geübte kann sich auch im Winter bei Frost kurz unbekleidet im Freien aufhalten. Der Reiz der Luft wirkt vor allem gut abhärtend.
Auch Sonnenbäder führt man am besten während der Bewegung im Freien durch. Schon im Frühjahr muß man sich daran gewöhnen, um Sonnenbrand und andere Hautschäden zu vermeiden. In den ersten 5 Tagen steigert man die UV-Bestrahlung wie folgt:

1. Tag – Vorder- und Rückseite der Füße und Unterschenkel je 5 Minuten lang bestrahlen.
2. Tag – Vorder- und Rückseite der Beine je 10 Minuten bestrahlen.
3. Tag – Vorder- und Rückseite der Beine und Brust je 10 Minuten bestrahlen.
4. Tag – Vorder- und Rückseite der Beine, Brust und Rücken je 10 Minuten lang bestrahlen.

5. Tag – Vorder- und Rückseite des ganzen Körpers je 15 Minuten bestrahlen. (Die nicht bestrahlten Körperzonen werden jeweils durch Kleidung und Tücher abgedeckt.)

Ab dem 6. Tag verlängert man das Sonnenbad allmählich bis auf je 1 Stunde für die Vorder- und Rückseite des ganzen Körpers. Dabei benutzt man eine gute Lichtschutzcreme und sucht zwischendurch immer wieder einmal den Schatten auf. Kopfbedekkung und ein Tuch im Nacken schützen vor dem Sonnenstich, eine gute Sonnenbrille bewahrt die Augen vor Strahlenschäden. Im Hochsommer wird das Sonnenbad stets vor oder nach der größten Hitze am Vormittag oder späten Nachmittag durchgeführt.

In der lichtarmen Jahreszeit kann man UV-Bestrahlungen mit Höhensonnen oder Solarien durchführen. Dafür gelten aber nicht die obigen Bestrahlungszeiten, sondern die Herstellerangaben. Unbedingt erforderlich ist diese Behandlung aber nicht, denn bei ausreichend Bewegung an der frischen Luft bekommt man auch im Winter genügend Sonnenstrahlen für die Gesundheit, auch wenn es nicht für die modische Hautbräune reicht.

Bei mißbräuchlicher Anwendung können UV-Strahlen zu erheblichen Hautschäden bis hin zum Hautkrebs als gefürchteter Spätfolge führen. Auch wenn die gebräunte Haut heute als schick und sportlich gilt, darf man sich ihretwegen nicht unvernünftig der UV-Strahlung aussetzen, sonst bleiben Schäden nicht aus. Für die Gesunderhaltung darf die Strahlung nie so hoch dosiert werden, daß es zur stärkeren Bräunung der Haut kommt.

Pfarrer Kneipps Kräuterapotheke

Heilkräuter spielen in der Kneipptherapie eine wichtige Rolle. Teils werden sie als Zusätze zu den verschiedenen Wasseranwendungen, teils innerlich oder zur Einreibung äußerlich angewendet. Viele Heilpflanzen sammelte Pfarrer Kneipp selbst in seiner Allgäuer Heimat und erprobte sie an sich selbst. Dabei konnte er viele überlieferte Heilanzeigen bestätigen, fand aber auch manches neue Anwendungsgebiet.

Die Bedeutung Kneipps für die Kräuterheilkunde besteht vor allem darin, daß er viele altbewährte Heilpflanzen vor der Vergessenheit bewahrte. So schuf er mit die Grundlagen der modernen Kräutertherapie, die heute wieder viel an Ansehen gewinnt.

Heilpflanzentherapie mit langer Tradition

Die Behandlung mit Heilpflanzen ist wahrscheinlich ebenso alt wie die Wassertherapie. Auch hier nahm sich der Mensch wieder die Tiere zum Vorbild, die bei manchen Krankheiten instinktiv die richtigen Heilkräuter fressen. Später entstand daraus eine

hochentwickelte Therapieform, die bis ins 19. Jahrhundert hinein im Mittelpunkt der Medizin stand.
Als die Chemie Einzug in die Schulmedizin hielt, gerieten die meisten Heilpflanzen weitgehend in Vergessenheit. Mit chemischen Arzneimitteln erzielte man ja tatsächlich rascher und deutlicher eine Wirkung, die aber oft nur die Symptome unterdrückte und überdies zu mehr oder minder ernsten Begleiterscheinungen führte. Einige Heilpflanzen, wie die Kamille oder der in der Herztherapie unentbehrliche Fingerhut (Digitalis), konnten aber auch durch die chemischen Arzneimittel bisher nicht verdrängt werden.
Seit ungefähr 20 Jahren erlebt die Kräuterheilkunde einen neuen Aufschwung. Zwar werden noch längst nicht alle ihre Möglichkeiten ausgeschöpft, aber wenigstens ein Anfang ist gemacht.
Dabei ist besonders hervorzuheben, daß die Heilpflanzen jetzt auch wissenschaftlich genauer untersucht werden, so daß man sie in Zukunft gezielter und zuverlässiger als in der traditionellen Volksmedizin einsetzen kann.

Alternativen zu chemischen Arzneimitteln

Die Pflanzenheilkunde kann und will nicht alle chemischen Medikamente überflüssig machen. Das wäre ein Rückschritt in der Therapie, denn sie sind bei manchen Krankheiten unentbehrlich. Aber viele Erkrankungen lassen sich auch allein oder ergänzend gut durch Heilpflanzen behandeln. Sie bieten nicht nur den Vorteil, daß ungiftige Heilpflanzen bei richtiger Anwendung zu keinen Nebenwirkungen führen, sondern auch die Krankheitsursachen vor allem durch Anregung der körpereigenen Selbstheilungsregulationen überwinden, während chemische Medikamente oft nur Symptome unterdrücken.
An der Wirksamkeit der Heilkräuter gibt es keinen Zweifel mehr. Viele der überlieferten Heilanzeigen hielten der wissenschaftlichen Nachprüfung stand, andere erwiesen sich zwar als falsch, dafür entdeckte man aber einige andere in der traditionellen Pflanzenheilkunde bisher unbekannte Anwendungsmöglichkeiten. Da die Pflanzenforschung erst am Anfang steht, darf man für die Zukunft noch mit weiteren Fortschritten rechnen.
Ein Unterschied zwischen Schulmedizin und Biomedizin besteht bei der Heilpflanzentherapie freilich noch. Die Schulmedizin bevorzugt die aus den Pflanzen gewonnenen Hauptwirkstoffe in isolierter Form; das hat den Vorteil, daß sie genau dosiert werden können. In der Biomedizin verwendet man vorwiegend Zubereitungen mit allen Inhaltsstoffen der Pflanze, denn auch die weniger wichtigen tragen schließlich mit zur Wirkung bei.
Für den Hausgebrauch eigenen sich nur ungiftige Heilpflanzen, die giftigen Arzneipflanzen bleiben stets fachmännischer Verordnung vorbehalten.

Zubereitungsformen der Heilkräuter

Die richtige Zubereitung pflanzlicher Heilmittel entscheidet mit über das Behandlungsergebnis. Fertige Kräuterzubereitungen werden optimal zubereitet und gewährleisten die bestmögliche Wirkung. Zur Selbstbehandlung eignen sich aber auch einfachere Zubereitungen, die man selbst herstellen kann, vor allem der Kräutertee.

Tee, einfach und wirkungsvoll

Einfachste und bekannteste Zubereitungsform der Heilkräuter ist der Tee. Dabei werden die Wirkstoffe durch Wasser gelöst.

Tee gibt es in Apotheken, Reformhäusern, Naturkostläden und Drogerien lose, im Filterbeutel, als Granulat oder Pulver. Er darf nie mit Metall in Berührung kommen, deshalb verwendet man nur Glas-, Porzellan- oder Steingutgefäße. Jede Dosis Tee sollte frisch zubereitet werden; wenn es nicht anders geht (zum Beispiel aus beruflichen Gründen), kann man die Tagesdosis auch auf einmal herstellen und in der Thermoskanne aufbewahren.

Die Einnahme erfolgt immer in kleinen Schlucken warm (Kaltauszug wird leicht angewärmt), weil die Wirkstoffe dann am besten aufgenommen werden. Zucker sollte man nicht zufügen, höchstens etwas Honig oder Kandiszucker. Die Tagesdosis beträgt in der Regel 3 Tassen Tee.

Manche Tees werden auch äußerlich zu Bädern, Dämpfen, Auflagen oder Wickeln verwendet. Die Wirkstoffe dringen dabei durch die Haut in den Körper, bei Bädern und Dämpfen werden sie teilweise eingeatmet. Folgende Formen der Teezubereitung sind gebräuchlich:

- *Abkochung:* Die Kräuter werden mit kaltem Wasser angesetzt, das man innerhalb von 15 bis 30 Minuten zum Kochen bringt und noch 5 Minuten am Sieden hält; dann wird der Tee abgeseiht und in die Tasse gefüllt.
- *Aufguß:* Man gibt die Kräuter in die Tasse, überbrüht mit kochendem Wasser und läßt 5 bis 10 Minuten zugedeckt ziehen; dann seiht man den Tee ab und füllt ihn in die Tasse um. Manche Heilpflanzen bereitet man mit gerade nicht mehr kochendem Wasser zu und läßt sie 15 bis 30 Minuten ziehen.
- *Kaltauszug:* Die Pflanzenteile werden mit kaltem Wasser angesetzt und müssen im zugedeckten Gefäß 3 bis 12, manchmal bis 24 Stunden lang ziehen; in Abständen von 1 Stunde rührt man den Tee gut durch. Der fertige Auszug wird abgeseiht, ohne den Rückstand im Sieb auszupressen, und dann leicht angewärmt getrunken.

Mit diesen 3 Zubereitungsformen lassen sich viele Krankheiten zu Hause behandeln.

Wein und Tinktur

Diese beiden Zubereitungsformen kauft man am besten fertig, denn ihre Herstellung ist nicht so einfach wie die des Tees. Außerdem bieten fertige Kräuterweine und -tinkturen die Gewähr, daß sie stets den gleichen Gehalt an Wirkstoffen aufweisen. Grund-

sätzlich spricht aber auch nichts dagegen, zum Beispiel verdauungsfördernde Weine und einige Tinkturen selbst herzustellen.
Zur Tinktur benötigt man eine dickwandige Flasche mit gut sitzendem Korken. Man gibt 200 g Kräuter hinein und füllt mit 1 l 50- bis 70%igem Alkohol auf. Die Flasche wird fest verschlossen und für einige Wochen, mindestens aber für 10 Tage, gelagert. Einmal am Tag schüttelt man die Flasche kräftig. Nach Ablauf der Lagerfrist seiht man den Inhalt ab und füllt ihn in eine dunkle Flasche um. Danach kann die Tinktur sofort verwendet werden; es hat sich aber bewährt, sie nach einigen Tagen nochmals abzuseihen und noch 1 bis 2 Monate lang dunkel und kühl zu lagern.
Zur Herstellung von Tinkturen eigenen sich vor allem Arnika, Baldrian, Enzian, Johanniskraut, Melisse, Rosmarin, Salbei, Tausendgüldenkraut, Wacholder und Wermut. Sie werden – tropfenweise mit Wasser verdünnt – innerlich und auch äußerlich angewendet.
Benötigt man eine Tinktur sofort, kann sie in der Apotheke durch Zentrifugieren rasch hergestellt werden, sofern sie nicht ohnehin vorrätig gehalten wird.
Kräuterwein bereitet man mit 10 bis 20 g Kräutern auf 0,7 l guten Südwein zu. Der Ansatz muß 8 bis 10 Tage ziehen, dann seiht man ab und kann ihn sofort likörglasweise verwenden. Besonders gut eignen sich verdauungsfördernde Kräuter, wie Enzian oder Wermut, zur Herstellung von Wein.

Saft, Sirup und Extrakt

Diese Zubereitungen verwendet man möglichst in fertiger Form, damit sie ausreichend Wirkstoffe enthalten. Kräutersaft, mit Einschränkungen auch Sirup, kann man aber auch selbst herstellen.
Zum Saft benötigt man frische, grob zerkleinerte Pflanzenteile, denen man mit der Presse oder Zentrifuge den Saft entzieht. Er wird portionsweise frisch oder allenfalls für 1 bis 2 Tage auf Vorrat (im Kühlschrank aufbewahren) zubereitet. Noch einfacher geht es, wenn man die Kräuterteile in einem Gefäß zum Brei zerstößt und ihn durch ein Sieb oder Leinentuch auspreßt; dabei gewinnt man allerdings nur wenig Saft.
Im allgemeinen nimmt man den Saft jeweils 30 Minuten vor den Hauptmahlzeiten mit Wasser verdünnt ein; auf 1/2 Glas Wasser kommt 1 Eßlöffel Saft.
Zum Sirup benötigt man fertige alkoholische oder wäßrige Kräuterauszüge. Man fügt ihnen Honig oder Zucker zu, bis eine dicke Flüssigkeit entsteht, die teelöffelweise eingenommen wird. Am besten eignen sich dazu Eibisch, Pfefferminze, Rhabarber, Wacholder und Zwiebeln.
Wegen des angenehmen Geschmacks nehmen Kinder den Sirup besonders gern ein.
Extrakte kann nur der Fachmann aus Pflanzenteilen und -säften herstellen. Deren Wirkstoffe werden mit Wasser, Alkohol oder Äther, teils auch noch unter Zusatz von Säuren und Laugen, entzogen.

Öle für Einreibungen

Kräuteröle verwendet man vorwiegend in fertiger Zubereitung. Gut geeignet sind Öle mit Johanniskraut, Lavendel, Pfefferminze und Rosmarin. Sie werden mehrmals täglich äußerlich zu Einreibungen vor allem bei Haut-, Muskel- und Gelenkerkrankungen gebraucht.
Man kann das Öl auch selbst ähnlich wie die Tinktur herstellen. Dazu gibt man 200 g zerkleinerte, 2 bis 3 Tage getrocknete Pflanzenteile (frische werden zu schnell ranzig) auf 1 l Soja- oder Weizenkeimöl, dessen hoher natürlicher Vitamin-E-Gehalt der Zersetzung vorbeugt, in eine Flasche. Sie wird luftdurchlässig mit einem Leinenlappen verschlossen und 3 bis 4 Wochen lang dunkel und kühl gelagert. Danach seiht man das Öl ab und kann es sofort verwenden.

Andere Kräuterzubereitungen

Kräuter werden noch in verschiedenen anderen Zubereitungen angeboten, die je nach Einzelfall besser als die hier beschriebenen Formen wirken können. Sie eignen sich aber nicht für die häusliche Herstellung, weil sie zu kompliziert sind und/oder besondere Geräte erfordern, die im Haushalt nicht zur Verfügung stehen. Gebräuchlich sind vor allem noch:

- Salben, Cremes und ähnliche Zubereitungen zur äußerlichen Anwendung, bei denen die Kräuterwirkstoffe in Fett, Harz, Wachs oder eine ähnliche Trägersubstanz eingearbeitet sind;
- Pflaster mit einer auf Stoff gestrichenen Trägersubstanz aus Fett, Harz, Öl oder Wachs, in der sich die Kräuter befinden;
- Pulver aus getrockneten, fein zerstoßenen Pflanzenteilen, das man trocken oder in Wasser eingerührt einnimmt.

Cremes und Salben verwendet man noch häufig, die beiden anderen Zubereitungsformen haben heute an Bedeutung verloren. Hervorzuheben ist aber das ABS-Pflaster mit Arnika und Spanischem Pfeffer zur Hautreiztherapie, das vor allem bei rheumatischen Krankheiten gut hilft.

Bewährte Heilpflanzen für den Hausgebrauch

Für die Kräuterhausapotheke eignen sich längst nicht alle der über 10000 bekannten Heil- und Arzneipflanzen. Zum Teil ist ihre Wirkung noch zu wenig erforscht und unsicher, teils handelt es sich um giftige Pflanzen, die man nie selbständig verwenden darf. Deshalb beschränkt man sich auf einige wenige Heilkräuter, die bei einfachen Gesundheitsstörungen zuverlässig helfen und bei richtiger Anwendung zu keinen Nebenwirkungen führen. Die nachstehenden eigenen sich alle zur Selbsthilfe und sind rezeptfrei erhältlich.

Ackerschachtelhalm
Heilanzeigen: Innerlich verwendet man ihn zur Grundbehandlung der Bindegewebsschwäche, Vorbeugung und Therapie der Arterienverkalkung, bei Erkrankungen der Atemwege, Rheuma, Blasen-Nieren-Leiden und Wassersucht; äußerlich eignet er sich als Zusatz zu Waschungen, Auflagen und Wickeln bei Hautleiden, Geschwüren, Krampfadern und Venenentzündungen, zum Mundbad und Gurgeln bei Zahnfleisch-, Mund-, Hals-, Mandel- und Rachenentzündungen.
Zubereitung und Dosierung: Als Aufguß (wirksamer) oder Abkochung 1 Teelöffel pro Tasse; Tagesdosis innerlich 2 bis 3 Tassen, äußerlich 3- bis 4mal zu Auflagen und Wickeln, bis zu 8mal zum Gurgeln, Mundbad und zu Waschungen verwenden.

Arnika
Heilanzeigen: Innerlich darf die Droge nur nach Verordnung bei Herz-Kreislauf-Beschwerden verabreicht werden; äußerlich verwendet man sie zu Einreibungen, Auflagen und Wickeln bei Bluterguß, Quetschung, Prellung, Verrenkung, Verstauchung, Gicht und Rheuma.
Zubereitung und Dosierung: Nur fertige Tinkturen nach Gebrauchsanweisung mit Wasser verdünnt äußerlich anwenden.
Arnika ist auch im empfehlenswerten ABS-Pflaster gegen Rheuma enthalten.

Augentrost
Heilanzeigen: Äußerlich gebraucht man die Droge bei Überanstrengung und Reizung der Augen, Bindehautentzündungen und Gerstenkorn, außerdem zum Gurgeln bei Hals-, Mandel- und Rachenentzündungen, innerlich nur ausnahmsweise bei Verdauungsschwäche, Magen- und Darmkatarrhen.
Kinder unter 12 Jahren dürfen Augentrost nicht anwenden.
Zubereitung und Dosierung: Zum Augenbad 2 Teelöffel auf 1/4 l Wasser als Abkochung zubereiten, sorgfältig abseihen und kalt oder warm mehrmals wöchentlich oder 2- bis 4mal täglich nach Bedarf verwenden; zum Gurgeln gebraucht man die gleiche Abkochung bis zu 8mal täglich. Innerlich gibt man den Aufguß aus 1 Teelöffel pro Tasse in einer Tagesdosis von 1 bis 2 Tassen.

Bärentraube
Heilanzeigen: Die Droge wird vor allem bei Blasenentzündungen, Bettnässen und ergänzend bei Nierensteinen, versuchsweise auch bei Durchfall verwendet.
Zubereitung und Dosierung: Man gebraucht bevorzugt fertige Arzneimittel nach Gebrauchsanweisung; Tee stellt man mit 1/2 Eßlöffel pro Tasse als Kaltauszug her und läßt 10 Stunden ziehen, die Tagesdosis beträgt 2 bis 3 Tassen.
Bei zu langer oder zu hoch dosierter Anwendung kommt es zu Magenreizungen und Erbrechen; die Verfärbung des Urins dagegen ist bedeutungslos.

Baldrian

Heilanzeigen: Die Wurzel gehört zu den wichtigsten Heilpflanzen gegen Nervosität, Schlafstörungen, seelisch-nervöse Störungen innerer Organe, Nerven-, Kopfschmerzen und Migräne; versuchsweise kann sie außerdem bei Blähungen, Koliken und krampfartigen Menstruationsbeschwerden verabreicht werden.

Zubereitung und Dosierung: Man verwendet in der Regel fertige Zubereitungen, die oft zusätzlich noch Hopfen enthalten, nach Gebrauchsanweisung. Tee bereitet man als Kaltauszug mit 2 Teelöffeln auf 1/4 l Wasser zu, läßt 12 bis 24 Stunden ziehen und nimmt morgens und abends je 1 Tasse (Kinder etwa die Hälfte) ein; bei Schlafstörungen gibt man abends 2 Tassen.

Eine zu hohe Dosis führt zu Kopfschmerzen, Übelkeit und Verdauungsstörungen.

Birke

Heilanzeigen: Blätter, Rinde und der direkt am Stamm gewonnene Saft werden innerlich zur Blutreinigung, bei Haut-, Nierenleiden, Wassersucht, Gicht und Rheuma empfohlen, die Knospen gibt man innerlich zur Anregung der Gallenblase; äußerlich eignet sich Rindentee zu Auflagen und Waschungen bei Hautleiden, der Blättertee als Haarpflegemittel.

Zubereitung und Dosierung: Man gebraucht bevorzugt fertige Zubereitungen nach Gebrauchsanweisung. Tee bereitet man als Aufguß mit 1 Eßlöffel Blätter oder Knospen pro Tasse oder als Abkochung mit 1 Eßlöffel Rinde pro Tasse zu. Zur kurmäßigen Behandlung gibt man Blätter- und Rindentee mit je 1 Tasse morgens und nachmittags, Knospentee mit je 1 Tasse zum Mittag- und Abendessen. Äußerlich verwendet man den Blättertee 1- bis 2mal täglich zur Massage der Kopfhaut oder bis zu 4mal täglich zu Auflagen und Waschungen.

Birkensaft, der durch Anritzen der Baumstämme gewonnen wird, gebraucht man nur in fertiger Zubereitung nach Gebrauchsanweisung.

Eibisch

Heilanzeigen: Wegen ihres hohen Schleimstoffgehalts eignet die Droge sich innerlich vor allem bei Husten, Heiserkeit, Bronchial- und Rachenkatarrh, versuchsweise auch bei Magen-Darm- und Blasenentzündungen; äußerlich verwendet man Eibisch vor allem zum Mundbad und Gurgeln bei Zahnfleisch-, Mund-, Rachen- und Kehlkopfentzündungen.

Zubereitung und Dosierung: Kaltauszug zur innerlichen Anwendung stellt man mit 1 Eßlöffel auf 1/4 l Wasser her, läßt 3 bis 6 Stunden ziehen und nimmt täglich 3 bis 4 Tassen ein; bei Katarrhen der Atemwege empfiehlt es sich, stündlich 1 bis 2 Teelöffel Tee mit Honig oder Kandiszucker zu verabreichen. Zum Mundbad und Gurgeln bereitet man die Abkochung aus 2 Eßlöffeln auf 1/4 l Wasser zu und verwendet sie bis zu 8mal täglich.

Gänsefingerkraut

Heilanzeigen: Pfarrer Kneipp verwendete diese Heilpflanze besonders gern, hauptsächlich bei Koliken und Krämpfen des Magen-Darm-Kanals, der Harnwege und Unterleibsorgane, ferner bei Menstruationsstörungen, Kopfschmerzen und Migräne; äußerlich eignet sich das Kraut als Zusatz zu Auflagen und Wickeln bei Hautleiden und als Gurgelwasser bei Mund- und Rachenentzündungen.

Zubereitung und Dosierung: Innerlich gibt man täglich 2 bis 4 Tassen Aufguß, mit 1 Teelöffel pro Tasse zubereitet; zu Auflagen und Wickeln verwendet man diesen Tee bis zu 4mal am Tag, gegurgelt wird damit bis zu 8mal.

Hagebutte

Heilanzeigen: Als Gesundheitstee und zur Vorbeugung von Nierensteinen eignen sich die Hagebutten gut, wegen ihres hohen Vitamin-C-Gehalts vor allem auch zur Vorbeugung von Erkältungskrankheiten; außerdem wirken sie blutreinigend bei Frühjahrskuren, Gicht und Rheuma und helfen bei Darmkatarrhen und Durchfall.

Zubereitung und Dosierung: Aufguß bereitet man mit 1 Teelöffel Früchten oder Samen zu, die Tagesdosis liegt zwischen 3 und 5 Tassen.

Holunder, schwarzer

Heilanzeigen: Blüten- (Flieder-) tee wird besonders zur Abwehrsteigerung und Anregung der Schweißausscheidung bei Erkältungen sowie zum Gurgeln bei Hals-, Mandel- und Rachenentzündungen empfohlen, Blätter, Wurzeln und Rinde (diese aber nur gut abgelagert, sonst kommt es zu Brechreiz) nutzt man zur Blutreinigungskur, bei Blasen-Nieren-Leiden, Wassersucht, Gicht und Rheuma. Aus frischen Beeren stellt man Saft her und gibt ihn bei Erkältung, Verdauungsstörungen und Nervenschmerzen, getrocknete Beeren helfen bei Erkältung, Blasen-Nieren-Leiden, Gicht und Rheuma.

Zubereitung und Dosierung: Blütentee stellt man mit 1 Teelöffel pro Tasse als Aufguß-, Blätter-, Rinden- und Wurzeltee mit 1 Teelöffel pro Tasse als Abkochung her; die Tagesdosis beträgt 3 bis 5 Tassen Blütentee oder 3 Tassen Blätter-, Rinden- oder Wurzeltee; gegurgelt wird mit dem Blütentee bis zu 8mal täglich. Saft stellt man in haushaltsüblicher Weise her und nimmt täglich 3 bis 5 Eßlöffel ein, von den Trockenbeeren setzt man 1 Teelöffel pro Tasse kaltes Wasser über Nacht an, läßt morgens kurz aufkochen und verabreicht davon täglich 3 Tassen.

Hopfen

Heilanzeigen: Neben Baldrian ist Hopfen die wichtigste Heilpflanze bei Nervosität und Schlafstörungen, außerdem wird er wegen seiner hormonartigen Stoffe bei Menstruationsstörungen und während der Wechseljahre angewendet. Salben mit Hopfen nutzt man äußerlich bei schlecht heilenden Geschwüren und Wunden.

Zubereitung und Dosierung: Innerlich verwendet man am besten fertige Arzneimittel, die zusätzlich Baldrian enthalten, äußerlich nur fertige Salben; der Tee wird als Aufguß mit 1 Teelöffel pro Tasse hergestellt, wirkt aber nur schwach; man gibt davon morgens und mittags je 1 Tasse und abends 2 Tassen.

Johanniskraut

Heilanzeigen: Das Kraut eigenet sich innerlich gut bei leichteren bis mittelschweren Depressionen, außerdem bei Nervosität, Schlafstörungen und seelisch-nervösen Funktionsstörungen innerer Organe; äußerlich gebraucht man das Öl zur Einreibung bei Hautleiden, Verbrennungen, Wunden, Verrenkungen, Verstauchungen, Hexenschuß, Rheuma und Gicht.
Zubereitung und Dosierung: Man verwendet stets die fertigen Zubereitungen innerlich und äußerlich nach Gebrauchsanweisung.
Bei empfindlichen Patienten kann Johanniskraut zur Überempfindlichkeit gegen Sonnenlicht führen, deshalb darf man während der Anwendung keine Sonnenbäder oder UV-Bestrahlungen durchführen.

Kamille

Heilanzeigen: Sie gehört zu den vielseitigsten Heilpflanzen und zeichnet sich vor allem durch entzündungshemmende und krampflösende Wirkung aus. Innerlich empfiehlt sich der Tee bei Koliken, Unterleibs- und Menstruationsbeschwerden, Blähungen, Entzündungen und Geschwüren des Magen-Darm-Kanals. Äußerlich gebraucht man Kamille als Gurgelwasser und zum Mundbad bei Entzündungen an Zahnfleisch, Mundschleimhaut und Rachen, zum Inhalieren bei Schnupfen und Nebenhöhlenentzündungen, als Zusatz zu Waschungen, Auflagen und Wickeln bei Hautentzündungen, Geschwüren und Wunden sowie als Badezusatz bei Unterleibskrämpfen, Menstruationsstörungen und Hämorrhoiden.
Zubereitung und Dosierung: Kamillen werden immer als Aufguß zubereitet, weil erst das kochende Wasser die entzündungshemmenden Wirkstoffe aktiviert. Innerlich gibt man täglich 3 Tassen Tee, mit 2 Teelöffeln pro Tasse zubereitet. Zu Waschungen, Auflagen und Wickeln bereitet man den Aufguß mit 2 Eßlöffeln auf 1/4 l Wasser zu und wendet ihn 4mal, zu Waschungen auch 6mal am Tag an. Dieser Aufguß kann auch bis zu 4mal täglich zum Inhalieren gebraucht werden. Als Badezusatz verwendet man am besten fertige Kamillenkonzentrate, die nach Gebrauchsanweisung zugefügt werden; gebadet wird im allgemeinen 2- bis 7mal wöchentlich, kleine Teilbäder können auch mehrmals täglich durchgeführt werden.
Überdosiert verursachen Kamillen Kopf- und Nervenschmerzen, entzündliche Reizungen der Atem- und Verdauungswege, in schweren Fällen seelische Störungen.

Knoblauch

Heilanzeigen: In letzter Zeit gewinnt der Knoblauch wegen seiner zahlreichen wichtigen Wirkungen immer mehr an Bedeutung. Er beugt hohen Blutfettwerten und Bluthochdruck, Arterienverkalkung, vorzeitigen Alterserscheinungen und Verdauungsbeschwerden vor oder heilt sie wieder, hilft als natürliches Antibiotikum bei Darminfektionen und chronischer Bronchitis, erhöht das Leistungsvermögen und bessert das Allgemeinbefinden; außerdem gibt es Hinweise darauf, daß Knoblauch mit zur Krebsvorsorge beitragen kann.

Zubereitung und Dosierung: Einfach und gut wirksam kann man Knoblauch nützen, indem man täglich 1 bis 3 frisch zerquetschte Zehen mit Joghurt oder Quark als Brotaufstrich verwendet. Kaltauszug bereitet man mit 5 bis 6 frisch zerquetschten Zehen auf 1/8 l Wasser zu, läßt 8 bis 10 Stunden ziehen und gibt diese Dosis in mehreren Portionen im Lauf des Tages. Zu empfehlen sind auch fertige Zubereitungen, die teils noch andere Heilpflanzen enthalten und kurmäßig oder dauernd eingenommen werden sollen; bei einigen wurden die störenden Geruchsstoffe des Knoblauchs entfernt, ohne daß die Wirkung stärker beeinträchtigt wurde.

Linde

Heilanzeigen: Lindenblüten schätzt man seit langem innerlich wegen ihrer schweißtreibenden und abwehrsteigernden Wirkung (wie Holunder) vor allem bei Erkältungen; ferner kann der Tee bei Verschleimung der Bronchien, Blasen-Nieren-Leiden, Krämpfen und Arterienverkalkung (aber noch unsicher) verabreicht werden. In der Apotheke erhält man Lindenholzkohle, die bei Darmkatarrhen mit Durchfall, Blähungen und Vergiftungen hilft.

Zubereitung und Dosierung: Lindenblütentee bereitet man als Aufguß mit 1 Teelöffel pro Tasse zu, die Tagesdosis beträgt 3 bis 5 Tassen; Lindenholzkohle wendet man nach Gebrauchsanweisung an.

Löwenzahn

Heilanzeigen: Blätter, seltener auch die Wurzeln, werden wegen ihrer stark harntreibenden Wirkung zur entschlackenden Frühjahrskur, bei Hautleiden, Gicht, Rheuma, Blasen-Nieren-Leiden, kleinen Nierensteinen (aber nur nach Verordnung) und Leber-Gallen-Störungen verabreicht.

Zubereitung und Dosierung: Der Aufguß wird mit 1 Teelöffel pro Tasse zubereitet, die Tagesdosis beträgt 3 Tassen; zur Austreibung kleiner Nierensteine verordnet der Therapeut oft morgens auf einmal 6 Tassen. Gut bewährt sich auch der fertige Saft, der nach Gebrauchsanweisung 4 bis 6 Wochen lang mit Wasser verdünnt verabreicht wird.

Melisse

Heilanzeigen: Innerlich bewährt sie sich bei Nervosität, Schlafstörungen, seelisch-nervösen Funktionsstörungen innerer Organe, Blähungen, Übelkeit, Koliken und Krämpfen, versuchsweise auch bei Menstruationsstörungen und Kopfschmerzen; äußerlich gibt man das Öl als Einreibung bei Bluterguß, Quetschungen, Nervenschmerzen und Rheuma.

Zubereitung und Dosierung: Innerlich werden täglich 3 Tassen Aufguß mit 1 Teelöffel Droge pro Tasse eingenommen; statt dessen kann man mit 2 Eßlöffeln auf 1/4 l Wasser den Kaltauszug herstellen, der 8 Stunden ziehen muß und mit der gleichen Dosis verabreicht wird. Fertige Zubereitungen zur Einreibung gebraucht man nach Anweisung.

Pfefferminze

Heilanzeigen: Innerlich eignet sie sich bei Magenübersäuerung mit Sodbrennen, Magen-Darm-Katarrhen, Koliken, Gallenblasenstörungen und Menstruationsbeschwerden; äußerlich wendet man bevorzugt japanisches Pfefferminzöl (gibt es auch bei uns in der Apotheke) zur Einreibung bei Rheuma, Kopf- und Nervenschmerzen an. Ganz allgemein wirkt die Pfefferminze bei innerlicher und äußerlicher Anwendung mild anregend.

Zubereitung und Dosierung: Der Aufguß wird mit 1 Teelöffel auf 1/4 l Wasser hergestellt, die Tagesdosis von 3 Tassen darf nicht länger als 2 bis 3 Wochen ununterbrochen verabreicht werden, dann legt man zur Vermeidung von Nebenwirkungen eine Pause von mindestens 2 Wochen ein. Das Öl wird zur Einreibung nach Gebrauchsanweisung verwendet.

Rosmarin

Heilanzeigen: Diese Droge hilft am besten bei niedrigem Blutdruck, außerdem regt sie allgemein an, lindert Blähungen und bessert den Appetit; äußerlich gebraucht man Öl und Salben zur Einreibung bei Rheuma.

Zubereitung und Dosierung: Aufguß zur inneren Anwendung stellt man mit 1 Teelöffel pro Tasse her und nimmt täglich 3 Tassen ein, aber nie später als 17 Uhr, sonst kann die anregende Wirkung den Schlaf stören; Öl und Salbe zur Einreibung gebraucht man in fertiger Zubereitung nach Anweisung.

Salbei

Heilanzeigen: Innerlich stabilisiert Salbei das vegetative Nervensystem und lindert nervöses Schwitzen, außerdem hilft er bei Erkältungen, Bronchial-, Magen- und Darmkatarrhen; äußerlich eignet sich die Droge als Zusatz zum Gurgeln und Mundbad bei Zahnfleisch-, Mundschleimhaut-, Mandel- und Rachenentzündungen.

Zubereitung und Dosierung: Aufguß zur innerlichen Behandlung stellt man mit 1 Teelöffel pro Tasse her und nimmt täglich 3 Tassen ein, bei Störungen des vegetativen

Nervensystems und nervösem Schwitzen mindestens 1 Monat lang; zum Gurgeln und Mundbad bevorzugt man die Abkochung mit 2 Teelöffeln pro Tasse, die bis zu 8mal täglich verabreicht wird.

Tausendgüldenkraut
Heilanzeigen: Das bittere Kraut hilft bei Appetitmangel, Blähungen, Sodbrennen und anderen Verdauungsstörungen, Magen-Darm-Katarrhen und Störungen der Leber-Gallenblasen-Funktionen; versuchsweise kann man es auch bei Blutarmut einnehmen, die mit ungenügender Verwertung der Nahrung in Zusammenhang steht; äußerlich verwendet man den Tee seltener als Zusatz zu Auflagen und Wickeln bei Hautkrankheiten.
Zubereitung und Dosierung: Tee wird als Aufguß mit 1 Teelöffel pro Tasse zubereitet, man kann aber auch die gleiche Menge Droge 8 bis 10 Stunden als Kaltauszug ansetzen; innerlich gibt man davon 3 Tassen vor, zu oder nach den Mahlzeiten, äußerlich verwendet man den Tee 2- bis 4mal am Tag.

Thymian
Heilanzeigen: Dieses hochwirksame pflanzliche Desinfektionsmittel empfiehlt sich bei Magen-, Darm- und Bronchial-Katarrhen, Koliken der Bauchorgane, versuchsweise bei Darmwürmern; äußerlich verwendet man Thymian zu Auflagen, Wickeln und Bädern gegen Hautleiden, Frostbeulen und Erfrierungen, als Badezusatz zusätzlich bei Koliken, Krämpfen, Erkältung und Nervosität; Thymianöl kann außerdem zum Inhalieren tropfenweise dem Kamillentee zugefügt werden.
Zubereitung und Dosierung: Aufguß bereitet man mit 1 Teelöffel pro Tasse, Abkochung mit 3 Teelöffeln auf 1/4 l Wasser zu und gibt innerlich 3 Tassen täglich; äußerlich empfiehlt sich die Abkochung bis zu 4mal täglich zu Auflagen und Wickeln, 1- bis 2mal täglich zu Teilbädern oder 2- bis 7mal wöchentlich zu Vollbädern. Zum Inhalieren 1- bis 2mal täglich gibt man je 5 bis 10 Tropfen Thymianöl in den kochenden Kamillentee.

Wacholder
Heilanzeigen: Die Beeren empfehlen sich zur Blutreinigungskur, bei Wassersucht, Gicht und Rheuma, zur Anregung des Gelenkstoffwechsels bei chronischer Gelenkabnutzung, ferner bei Appetit- und Verdaungsstörungen, Leberleiden, nach ausdrücklicher Verordnung auch bei Blasen-Nieren-Erkrankungen; äußerlich gebraucht man Wacholder seltener als Zusatz zu Bädern, Auflagen und Wickeln bei Gicht, Rheuma, Ischias und Hautleiden.
Da Wacholder die Nieren reizt, darf er nie länger als 4 bis höchstens 6 Wochen lang ununterbrochen angewendet werden (auch nicht äußerlich); bei Blasen-Nieren-Leiden ist er grundsätzlich verboten, nur ausnahmsweise dürfen die Beeren nach Verordnung bei diesen Krankheiten gebraucht werden.

Zubereitung und Dosierung: Abkochung stellt man mit 1 Teelöffel Beeren pro Tasse her und nimmt täglich 3 bis 4 Tassen ein; äußerlich gebraucht man diesen Tee bis zu 4mal täglich zu Auflagen oder Wickeln oder 2- bis 4mal wöchentlich als Badezusatz. Gut bewährt haben sich auch die fertigen Zubereitungen, die nach Gebrauchsanweisung verwendet werden.
Nach Pfarrer Kneipp, der Wacholder sehr schätzte, führt man die Kur ein- und ausschleichend wie folgt durch: 1. Tag 4 Beeren kauen, 2. Tag 5 Beeren und so fort jeden Tag 1 Beere mehr, bis man am 12. Tag bei 16 Beeren ankommt; am 13. Tag gibt man 14 Beeren, am 14. Tag 13 Beeren und so fort jeden Tag wieder eine Beere weniger, bis man am 23. Tag wieder mit 4 Beeren endet.
Einfacher geht es, wenn man 4 bis 6 Wochen lang jeden Tag 7 Wacholderbeeren kaut, aber die langsam an- und absteigende Dosierung nach Kneipp wirkt oft besser.

Weißdorn

Heilanzeigen: Neben Fingerhut, der bei stärkerer Herzschwäche verordnet wird, spielt Weißdorn in der Herztherapie eine hervorragende Rolle; man gibt ihn hauptsächlich bei leichter Herzschwäche (Altersherz) und zur Ergänzung des Fingerhuts bei ausgeprägterer Herzschwäche, außerdem bei nervösen Herzbeschwerden, leichtem Bluthochdruck und Arterienverkalkung.
Zubereitung und Dosierung: Am besten helfen fertige Weißdorn-Arzneimittel, die man kurmäßig oder dauernd nach Gebrauchsanweisung einnimmt; Aufguß wird mit 1 Eßlöffel pro Tasse zubereitet, Tagesdosis 3 Tassen; allerdings genügt der Tee nur zur Vorbeugung oder Behandlung leichtester Herz-Gefäß-Erkrankungen.

Wermut

Heilanzeigen: Dies ist eines der Hauptmittel bei Appetitmangel, Blähungen, Sodbrennen, Leber-Gallenblasen-Leiden und anderen Verdauungsbeschwerden, versuchsweise (nur nach Verordnung) auch bei Menstruationsbeschwerden.
Zubereitung und Dosierung: Aufguß bereitet man mit 1 Teelöffel pro Tasse zu, die Tagesdosis liegt bei 1 bis 2 Tassen; oft verwendet man auch Wein oder Tinktur nach Gebrauchsanweisung.
Überdosiert verursacht Wermut Nierenreizungen und Krämpfe, schlimmstenfalls kommt es zur schweren Vergiftung.

Mit den hier vorgestellten Heilpflanzen lassen sich die meisten Erkrankungen, die man selbst behandeln darf, zusammen mit anderen Heilverfahren der Kneipptherapie gut beeinflussen. Wenn sie nicht bald zur Besserung führen, kann der Therapeut je nach Einzelfall noch andere, spezieller wirksame Heilkräuter verordnen oder die Behandlung auf andere Weise fortführen.

Von allem etwas, aber alles mäßig – die Kneippsche Ernährungslehre

Pfarrer Kneipp gehört nicht zu den großen Ernährungsreformern, wie etwa der Schweizer Arzt Bircher-Benner oder Professor Werner Kollath. Seine Ratschläge zur gesunden Ernährung sind einfacher als deren und lassen sich leichter befolgen, weil sie keine so tiefgreifenden Änderungen der Ernährungsgewohnheiten erfordern, aber dennoch nicht weniger wirksam.
Die praktische Erfahrung lehrt, daß viele Menschen bei Krankheiten zwar bereit sind, ihre falsche Zivilisationskost auch einschneidend zu verändern – aber sobald sie sich wieder besser fühlen, sind die guten Vorsätze rasch vergessen. Diese menschlich-allzumenschliche Schwäche kalkulierte Kneipp mit in seine Ernährungslehre ein, die sich vereinfacht auf folgenden Nenner bringen läßt: Von allem etwas essen, was der Herrgott für uns wachsen läßt, aber alles im rechten Maß.
Diese Grundforderung muß heute durch die Warnung vor Nahrungsmitteln vervollständigt werden, die durch industrielle »Verfeinerung« fast entwertet wurden und oft chemische Zusätze und Rückstände enthalten. Diese Probleme konnte Kneipp in seiner Lehre noch nicht berücksichtigen, sie waren zu seinen Lebzeiten fast unbekannt.

Einfache Kost – gesund und schmackhaft

Die Erhaltung oder Wiederherstellung der Gesundheit erfordert eine Ernährung, die den Energie- und Vitalstoffbedarf des Körpers deckt. Der Mensch lebt aber nicht »vom Brot allein«, neben dem gesundheitlichen Wert darf man nicht vergessen, daß Essen auch mit Sinneseindrücken verbunden ist. Geschmack und Geruch der Speisen spielen ebenso wie ihr Aussehen (auch das Auge »ißt« mit) eine Rolle.
Gesunde Ernährung kann sich deshalb nur dann auf breiter Basis durchsetzen, wenn sie wohlschmeckend und abwechslungsreich ist. Grundsätzlich läßt sich diese Forderung zwar bei jeder Kostform erfüllen, aber das erfordert oft viel Mühe und eine Änderung innerer Einstellungen zum Essen, die viele Menschen auf Dauer nicht durchhalten. (Das ist einer der Hauptgründe, weshalb sich die Ernährungsempfehlungen von Bircher-Benner, Kollath, Waerland und anderer Ernährungsreformer, die der Gesundheit am besten dienen, bisher nicht im gewünschten Ausmaß haben durchsetzen können.)
Natürlich kommt auch Kneipp in seiner Ernährungslehre nicht ohne Veränderungen der gewohnten falschen Kost aus. Im Vergleich zu den anderen Ernährungsreformern verzichtet er aber darauf, die Kost bis in alle Einzelheiten zu reglementieren, sondern beschränkt sich hauptsächlich darauf, wenigstens die gröberen Fehler der üblichen Zivilisationskost auszuschalten. Anders ausgedrückt: Wer sich nach Kneipps Empfeh-

lungen ernährt, muß seine gewohnte Kost nicht so tiefgreifend umstellen (was ohnehin nur eine Minderheit konsequent beachtet). Und was das Wichtigste ist, die Ernährung nach Kneipp kommt dem Bedürfnis nach einer abwechslungsreichen, schmackhaften Gesundkost entgegen. Deshalb eignet sie sich für den heutigen Menschen besonders gut, der sich einerseits zwar in zunehmendem Maße darum bemüht, gesünder zu leben, dafür aber andererseits keinen größeren Verzicht leisten will.

Grundregeln der vollwertigen Ernährung

Gesunde Ernährung nach Pfarrer Kneipp ist kein »Hexenwerk«, wie viele Menschen befürchten, sondern im Grund einfach zusammenzustellen. Man muß dazu vor allem die oberste Grundregel beachten, nach der die Nahrung so naturbelassen wie möglich bleiben soll. Alle anderen Voraussetzungen der Vollwertkost ergeben sich daraus dann fast von selbst.
Unentbehrlich zur gesunden Ernährung ist ein praxisnaher Ratgeber mit vielen Rezepten, nach denen die Kost richtig zusammengestellt werden kann. Wir beschränken uns hier auf die Grundsätze der Kneippschen Ernährungslehre, zum Teil ergänzt durch weitere neue Empfehlungen, von denen Kneipp noch nichts wissen konnte. Nach diesen Regeln ernährt man sich abwechslungsreich, wohlschmeckend und vollwertig und schafft dadurch eine der wichtigsten Voraussetzungen für die Gesundheit.

Zusammenstellung der Kost

Gesunde Ernährung führt dem Körper alle Stoffe zu, die er zur Energiegewinnung, als Bausteine für die Erneuerung seiner Substanz und für die zahlreichen chemischen Lebensprozesse benötigt. Dabei unterscheidet man die folgenden beiden Gruppen:
- *Nährstoffe* mit Kalorien, die dem Körper Energie zuführen und teilweise auch als Baustoffe verwendet werden;
- *Vitalstoffe* ohne Kalorien, die teils auch als Baustoffe dienen, größtenteils aber für chemische Prozesse benötigt werden.

Die Versorgung mit den Nährstoffen Eiweiß, Fett und Kohlenhydrate wird durch die übliche Zivilisationskost sichergestellt. An Vitalstoffen mangelt es ihr aber oft, so daß es zum paradoxen »Mangel vor übervollen Töpfen« kommt.
Im Mittelpunkt der Vollwertkost stehen die Kohlenhydrate, von denen man je nach körperlicher Beanspruchung täglich 300 bis 450 g benötigt. Sie führen dem Körper Energie und Vitalstoffe zu. Entscheidend kommt es auf die richtige Auswahl an, denn man kann den Kalorienbedarf natürlich auch durch Weißbrot und Süßigkeiten dekken; darin sind aber kaum noch Vitalstoffe enthalten, sie lassen sich nur mit pflanzlicher Kost ausreichend zuführen. Deshalb nimmt man die Kohlenhydrate hauptsächlich in Form von Obst, Gemüse, Müsli, Frischkornbrei und Salat zu sich. Davon verzehrt man etwa die Hälfte als Rohkost, denn durch Erhitzen werden viele Vitamine

zerstört. Für die Getreideprodukte gilt außerdem, daß sie aus vollem Korn bestehen müssen, denn nur darin sind genügend Vitalstoffe enthalten; man verwendet also keine Back- und Teigwaren aus Weißmehl, sondern aus dem ganzen Korn, und keinen polierten, sondern Natur- oder parboiled Reis.
Die Eiweißversorgung wird in der Mischkost teils durch tierische Nahrungsmittel, teils durch pflanzliche Eiweißträger sichergestellt. Auf Fleischwaren kann man auch ganz verzichten und sich vegetarisch ernähren, aber das ist nicht unbedingt erforderlich, um gesund zu bleiben. Allerdings sollte der heute übliche zu hohe Verzehr von Fleischprodukten deutlich eingeschränkt werden, denn er trägt mit zu vielen Zivilisationskrankheiten bei. Es genügt, wenn man einmal am Tag, noch besser nur 3- bis 4mal wöchentlich Fleischprodukte als Beilagen (nicht als Hauptgericht) zur pflanzlichen Kost verwendet.
Diese Einschränkung gilt nicht für Eier und Milchprodukte. Von den Eiern darf man wöchentlich nicht mehr als 1 bis 2 verzehren, denn sie enthalten das fettartige Cholesterin in hoher Dosis, können also die Arterienverkalkung begünstigen. Milchprodukte dagegen verwendet man in der gesunden Kost vorwiegend in gesäuerter Form (wie Joghurt, Kefir, Butter- und Sauermilch) ausreichend, denn sie tragen mit zur Eiweißversorgung bei, pflegen die Darmflora und führen dem Körper Kalzium und andere Vitalstoffe zu. Auch Käse darf häufiger als Fleischprodukte verzehrt werden, aber auch nicht zu oft und bevorzugt in fettarmer Form.
Zusammen mit den pflanzlichen Eiweißträgern decken die Milchprodukte den Bedarf an Eiweiß vollständig. Er liegt bei ungefähr 0,5 bis 0,7 g je kg Körpergewicht am Tag, bei erhöhter Beanspruchung, im Wachstum und Alter auch bis 0,9 g. Falsch ist die teilweise immer noch empfohlene Eiweißzufuhr von 1 g und mehr je kg Körpergewicht am Tag, dadurch werden nach neueren Erkenntnissen vor allem Herz-Gefäß-Krankheiten begünstigt. Zum Eiweißmangel darf es aber auch nicht kommen, denn Eiweiß ist als Baustoff der lebenden Substanz unentbehrlich.
Besondere Probleme werfen in der üblichen Kost die Fette auf. Bei der heutigen körperlichen Beanspruchung der meisten Menschen benötigt man nicht mehr als 60 g Fett am Tag, tatsächlich enthält die Zivilisationskost nach den neuesten Untersuchungen inzwischen aber bis zu 140 g täglich. Und dabei handelt es sich auch noch vorwiegend um tierische Fette mit hohem Anteil an gesättigten und einfach ungesättigten Fettsäuren, die der Gesundheit schaden, während kaltgepreßte, nicht erhitzte pflanzliche Öle und Fette dem Körper hochungesättigte Fettsäuren als vitaminartig wirkende Schutz- und Reglerstoffe zuführen. Sie schützen Herz und Gefäße, tierische Fette begünstigen Arterienverkalkung und ihre Folgen (Infarkt, Schlaganfall). Daher verwendet man bevorzugt hochwertige Pflanzenfette, die insgesamt $^{2}/_{3}$ der täglichen Fettzufuhr ausmachen sollen; den Rest kann man als Butter zuführen, zugunsten pflanzlicher Fette aber auch darauf verzichten. Ungeeignet sind teilweise gehärtete pflanzliche Öle und Fette, die im Verdacht stehen, das Krebsrisiko beim Menschen zu erhöhen.

Von den täglich erlaubten 60 g Fett muß man noch 15 bis 20 g als in der Nahrung »versteckte« Fette abziehen. Als Koch- und Streichfett bleiben also nur 40 bis 45 g. Hauptsächlich werden sie zur Energiegewinnung benötigt, teils sind sie als Stützsubstanz und zur Aufnahme fettlöslicher Vitamine notwendig. Bei zu reichlicher Fettzufuhr wird der Überschuß als Reserve gespeichert, es kommt zum Übergewicht. Aber auch im Übermaß zugeführte Kohlenhydrate wandelt der Körper in Speicherfett um.
Lebenswichtig zur Erhaltung der Gesundheit sind die Vitalstoffe. Dazu gehören Vitamine, anorganische Mineralstoffe und Spurenelemente, seit kurzem rechnet man auch die Enzyme und Ballaststoffe dazu. Ein Teil der anorganischen Vitalstoffe, vor allem Kalzium, Magnesium, Phosphor und Fluor, wird vom Körper als Baustoff benötigt, überwiegend sind sie aber für die chemischen Lebensprozesse erforderlich. Dazu werden Vitamine, Mineralstoffe und Spurenelemente größtenteils in Enzyme eingebaut und steuern in dieser Verbindung die chemischen Vorgänge. Die Ballaststoffe sind unentbehrlich für die Darmfunktionen, denn sie quellen durch Flüssigkeitsverbindung auf und üben einen natürlichen Entleerungsreiz aus; außerdem spielen sie eine Rolle bei der Vorbeugung und Behandlung von Ausbuchtungen der Darmwand (Divertikel), Übergewicht, zu hohen Blutfettwerten, Gallenblasenleiden, Hämorrhoiden und in der Krebsvorsorge.
Alle Vitalstoffe kommen ausreichend in der abwechslungsreich zusammengestellten pflanzlichen Kost vor. Um die Versorgung sicherzustellen, müssen jeden Tag verschiedene Obst-, Gemüsesorten, Salate und Getreideprodukte verzehrt werden, denn die einzelnen pflanzlichen Lebensmittel enthalten die Vitalstoffe in unterschiedlicher Menge. Viele Vitamine und Enzyme sind hitzeempfindlich und deshalb nur in Rohkost enthalten.
Der normale Tagesbedarf an Vitalstoffen wird durch richtig zusammengestellte pflanzliche Kost immer gedeckt. Bei stärkerer Beanspruchung, Dauerstreß, im Wachstum und Alter, während der Schwangerschaft und Stillzeit und bei vielen Krankheiten kann sich der Bedarf so stark erhöhen, daß die Nahrung allein nicht mehr genügt. Dann nimmt man zusätzlich geeignete Diät- und Arzneimittel mit Vitalstoffen ein. Sie ersetzen aber auf keinen Fall die vollwertige Ernährung, sondern können sie lediglich ergänzen.
Um Belastungen durch chemische Rückstände in der Nahrung zu vermeiden, sollte sie aus biologischem Anbau und naturgemäßer Tierhaltung stammen. Zwar findet man auch darin Rückstände aus der Umwelt, aber wenigstens keine vermeidbaren Dünge-, Spritzmittel- oder Tierarzneimittelreste, die schlimmstenfalls beim Menschen Krebs begünstigen.

Schonende Zubereitung

Vollwertig zusammengestellte Kost kann durch falsche Zubereitung wieder entwertet werden. Das gilt vor allem beim Erhitzen, aber auch bei der Zubereitung der Rohkost kann schon mancher Fehler unterlaufen.

Grundsätzlich werden alle Nahrungsmittel so frisch wie möglich verwendet. Am besten kauft man sie jeden Tag ein und verbraucht sie sofort. Allenfalls für 1 bis 2 Tage sollte man Nahrungsmittel im Kühlschrank aufbewahren, muß dann aber schon Vitalstoffverluste in Kauf nehmen. Zur Vorratshaltung über längere Zeit empfiehlt sich vor allem das Einfrieren in der Tiefkühltruhe, neuere Untersuchungen zeigten aber, daß auch das Einmachen besser als sein Ruf ist. Man darf sich allerdings auch im Winter nicht ausschließlich von Vorräten ernähren, sondern muß genügend Frischkost zufügen. Konserven und Fertiggerichte sind für die vollwertige Ernährung ungeeignet.
Rohkost muß vor dem Verzehr gründlich gereinigt werden. Dazu wäscht oder bürstet man sie ungeschält und möglichst nicht zerkleinert mit kaltem Wasser ab. Erst unmittelbar vor dem Anrichten werden die rohen Lebensmittel mundgerecht (nicht zu fein) zerkleinert und bei Bedarf geschält. Dann richtet man sie appetitlich an und verzehrt sie sofort, denn bei längerem Stehen büßt Rohkost an Wert ein.
Alle anderen Nahrungsmittel, die roh nicht verzehrt werden können, bereitet man so schonend wie möglich durch Erhitzung zu. Kurzes Kochen in wenig Wasser bei zugedecktem Topf eignet sich meist am besten, sofern man über keinen Dampftopf verfügt, der noch schonenderes und schnelleres Garen erlaubt. Fleischwaren sollten möglichst fettarm gegrillt oder gedünstet, aber nicht gebraten werden.
Unter den modernen Zubereitungsformen empfiehlt sich vor allem der Römer- (Ton-, Schlemmer-) topf zum schonenden Garen. Außerdem gibt es Brat- und Backfolien, die aber umstritten sind; möglicherweise (nicht sicher bewiesen) treten Stoffe aus den Folien, die dann mit der Nahrung aufgenommen werden. Vorsorglich sollte man die Speisen nicht ständig auf diese Weise zubereiten.
Schließlich gibt es noch die besonders schonende und schnelle Zubereitung durch Mikrowellen, die grundsätzlich zu empfehlen ist. Die von einigen Kritikern vorgetragene Warnung vor einer Gefährdung durch diese Wellen entbehrt wahrscheinlich jeder Grundlage, sofern der Herd ordnungsgemäß arbeitet.
Nicht zu empfehlen sind alle Vorbereitungsformen, die längeres und stärkeres Erhitzen oder Fettzusatz erfordern, vor allem Braten, Fritieren und Grillen über offenem Feuer. Abgesehen von der stärkeren Denaturierung und unnötigen Fettzufuhr bilden sich dabei Stoffe, die Krebs begünstigen können.

Vom richtigen Essen

Für die Verdauung und Verwertung der Nahrung ist es wichtig, daß sie gut vorbereitet in den Verdauungstrakt gelangt. Andernfalls wird sie vom Organismus nur teilweise verwertet und es entstehen überdies oft chronische Verdauungsstörungen.
Die Vorbereitung der Nahrung auf die Verdauung erfolgt im Mund. Dazu nimmt man immer nur kleine Bissen, kaut sie gründlich und vermischt sie mit Speichel, bis sie sich halb verflüssigt haben. Erst dann wird geschluckt und der nächste Bissen in den Mund genommen. Jede Ablenkung beim Essen durch aufregende Gespräche, Lektüre, Fernsehen und ähnliches sollte man vermeiden.

Langsames Essen erhöht den Genuß und schützt vor Übergewicht. Wer bewußt ißt, schmeckt die Speisen intensiver und spürt rechtzeitig die Sättigung, die vor übermäßiger Kalorienzufuhr schützt. Man muß dem Sättigungsgefühl aber auch wirklich folgen und nicht aus Gewohnheit (oft anerzogen) den Teller leeressen, obwohl man sich satt fühlt. Wer das nicht schafft, nimmt stets nur kleine Portionen und schöpft bei Bedarf noch etwas nach.

Außerdem empfiehlt es sich, die Nahrungsmenge nicht in 3 großen, sondern in 5 kleinen Portionen über den Tag verteilt zu verzehren. Kleinere Portionen kann der Körper besser verwerten, auf nicht genau geklärte Weise beugen sie außerdem Übergewicht vor. Die Nahrung verteilt man am besten wie folgt:

Frühstück – etwa 30% des täglichen Kalorienbedarfs
2. Frühstück – etwa 5% des täglichen Kalorienbedarfs
Mittagessen – etwa 40% des täglichen Kalorienbedarfs
Zwischenmahlzeit am Nachmittag – etwa 5% des täglichen Kalorienbedarfs
Abendessen – etwa 20% des täglichen Kalorienbedarfs

Wer morgens noch keinen ausreichenden Appetit verspürt, ißt wenigstens ein kleineres Frühstück (Müsli, Frischkornbrei) und dann ein etwas umfangreicheres 2. Frühstück. Nach dem Abendessen ißt man nichts mehr und nimmt auch keine kalorienhaltigen Getränke mehr zu sich; allenfalls ein Apfel vor dem Schlafengehen (hinterher aber die Zähne putzen) ist noch erlaubt.

Salz und andere Gewürze

Durch Würzen soll der Eigengeschmack der Speisen unterstrichen und ihre Verdaulichkeit verbessert werden. Dazu verwendet man in der üblichen Zivilisationskost viel zu viel Salz. Der Körper verkraftet nicht mehr als 5 bis 6 g am Tag, tatsächlich sind in der Nahrung aber oft 12 bis 15 g enthalten. Das begünstigt Nierenschäden, Bluthochdruck, Rheuma und wahrscheinlich auch noch einige andere Krankheiten.

Gesunde Kost erfordert eine deutliche Einschränkung des schädlichen Salzverbrauchs. Da in den Nahrungsmitteln schon 2 bis 3 g enthalten sind, die den lebensnotwendigen Bedarf decken, darf man zum Würzen zusätzlich höchstens noch 2 bis 3 g verwenden. Stattdessen schmeckt man die Speisen mit mehr einheimischen Würzkräutern ab, wie Knoblauch, Rosmarin, Salbei, Thymian, Wacholder, Petersilie, Schnittlauch und Zwiebeln. Dadurch unterstreicht man den Eigengeschmack der Speisen, verbessert ihre Verdauung und Verwertung.

Vorsicht ist geboten bei starken Gewürzen und exotischen Würzsoßen. Sie können bei häufigerem Gebrauch die Magenschleimhaut chronisch reizen und zu verschiedenen anderen Folgen führen. In unseren Breiten ist man auf solche Würzmittel einfach nicht eingestellt und darf sie deshalb allenfalls zwischendurch einmal mäßig verwenden. Man kommt aber auch gut mit unseren einheimischen Gewürzen aus.

Die Getränke

Obwohl der menschliche Organismus größtenteils aus Flüssigkeit besteht, achtet man oft viel zu wenig auf die Getränke. Das gehört aber auch mit zur vollwertigen Ernährung. Störungen des Wasserhaushalts wirken sich sogar sehr viel früher als falsche Kost auf die Gesundheit aus.

Der tägliche Flüssigkeitsbedarf liegt zwischen 1,5 und 2 l, den Rest deckt der Körper vor allem durch die in der Nahrung enthaltene und im Stoffwechsel anfallende Flüssigkeit. Bei manchen Krankheiten muß diese Menge eingeschränkt werden, aber wenn der Therapeut nichts anderes verordnet, sollte man Tag für Tag mindestens 1,5 l trinken.

Hauptsächlich kommen dazu Mineralwässer und Kräutertees in Frage. Beim Mineralwasser achtet man auf geringen Gehalt an Kohlensäure, Kochsalz und Nitraten, sonst kann es zu Gesundheitsstörungen kommen. Auch bei Kräutertees darf man nicht wahllos alles verwenden, viele eignen sich nicht als Getränk zum dauernden Gebrauch. Besonders zu empfehlen sind Hagebutten-, Hibiskus- und Malventee sowie die fertigen Früchteteemischungen. Sie werden ohne Zucker, allenfalls mit etwas Honig gesüßt, getrunken.

Zusätzlich nimmt man noch regelmäßig Obst- und Gemüsesäfte ein. Sie werden stets portionsweise frisch im Haushalt hergestellt oder in naturbelassener Form ohne Zusätze im Reformhaus gekauft. Als »flüssige Rohkost« ergänzen sie gut die Vitalstoffversorgung.

Bei Gesunden bestehen keine grundsätzlichen Bedenken gegen mäßigen Konsum von Schwarztee und Kaffee. Beide werden nicht zu stark zubereitet, beim Kaffee bevorzugt man röststoff- und koffeinarme Sorten. Mehr als 2 Tassen sollten täglich nicht getrunken werden. Wer morgens nur durch reichlich Kaffee richtig »in Gang« kommt, erzielt durch Rosmarintee oft ebenso gute anregende Wirkungen auf den Kreislauf. Gesüßt werden Tee und Kaffee nicht, wegen der besseren Verträglichkeit sollte man dem Kaffee aber immer etwas Milch zufügen.

Auch Alkohol muß von Gesunden nicht unbedingt strikt gemieden werden, als Genußmittel trinkt man ihn aber nicht regelmäßig und nur in kleinen Mengen. Verboten sind alle harten Alkoholika, wie Schnaps, Kognak, Whisky, Wodka oder Rum, mäßig Bier, Wein und Sekt dagegen können sogar der Gesundheit nützen. Kranke Menschen sollten auf Alkohol aber verzichten, das gilt vor allem bei Leberleiden und Suchtgefahr. Da Alkohol ziemlich viele Kalorien enthält, muß er auch bei der Kalorienzufuhr berücksichtigt werden, um Übergewicht zu vermeiden.

Ungeeignet sind alle Säfte, Limonaden, Tonicwässer und ähnliche Getränke mit Zukker, chemischen und anderen Zusätzen.

Gefahren der Genußmittel

Genußmittel sollen, wie der Name schon sagt, einen besonderen Genuß vermitteln. Das schließt den regelmäßigen Gebrauch aus, denn sonst wird der Genuß zur gesundheitsschädlichen Gewohnheit.
Unter dieser Voraussetzung dürfen die meisten Genußmittel – ausgenommen harte Alkoholika und Nikotin – gelegentlich einmal aus besonderem Anlaß in kleinen Mengen verwendet werden, ohne daß man deshalb gleich eine Gefährdung der Gesundheit befürchten müßte. Aber Pfarrer Kneipp betonte hier ganz besonders die Bedeutung des Maßhaltens.
Zu den Genußmitteln gehören vor allem Kuchen, Gebäck, Schokolade und andere Süßigkeiten, Alkohol, Kaffee und Schwarztee, im weiteren Sinn auch konzentrierte Nahrungsmittel, wie Fleischbouillon, nicht zu vergessen die Colagetränke mit Koffein und anderen chemischen Zusätzen, Limonaden mit Zucker oder aber Tonicwässer mit Chinin.
Nikotin bezeichnet man wegen seiner verheerenden Folgen für die Gesundheit als Genußgift. Zwar war Pfarrer Kneipp kein strikter Gegner des Nikotins, aber er dachte dabei an die »gemütliche« Pfeife oder Zigarre am Abend zur Entspannung, die der Gesundheit kaum schaden kann. Auf Zigaretten dagegen, die zu Kneipps Zeiten noch wenig gebräuchlich waren, muß unbedingt verzichtet werden, denn sie gefährden auch schon in geringen Mengen die Gesundheit des Rauchers und auch seiner zwangsweise passiv »mitrauchenden« Umgebung.

Nahrung als Heilmittel

In der Kneipptherapie dient Ernährung nicht nur der täglichen Gesundheitsvorsorge, sondern wird oft auch als Heilmittel eingesetzt. Dazu sind nicht immer stärkere Abweichungen von der Vollwertkost für Gesunde notwendig, denn schon die alten Naturärzte lehrten, daß »unsere Lebensmittel zugleich unsere Heilmittel« sein sollen. Manche Krankheiten erfordern aber eine spezielle Kranken- und Schondiät, die grundsätzllich vom Fachmann verordnet wird. Lediglich bei leichteren Erkältungen darf man einige einfache Diätkuren auch selbst durchführen.

Schlankheitskuren bei Übergewicht
Es klingt so einfach, fällt vielen Betroffenen aber sehr schwer, wenn man ihnen als einzig wirksame Hilfe gegen Übergewicht die Schlankheitsdiät verordnet. Da 1 kg Körperfett ungefähr 7000 bis 7500 Kalorien entspricht, muß man täglich 1000 Kalorien einsparen, um in der Woche etwa 1 kg abzunehmen. Das erfordert ausreichend Motivation und Willenskraft, denn eine solche schonende Kur kann Wochen bis Monate dauern. Noch schwieriger wird es, wenn der Fachmann wegen akut drohender Ge-

sundheitsstörungen eine schnellere Gewichtsabnahme mit noch stärkerer Kalorieneinschränkung verordnet.

Immer wieder werden Schlankheitskuren propagiert, die eine rasche Gewichtsabnahme ohne Mühe versprechen. Helfen können sie natürlich, aber es bleibt fraglich, ob das der Gesundheit nützt. Die »Wunderkuren« sind nämlich oft so einseitig zusammengestellt, daß sie bald zu Gesundheitsstörungen führen, die unter Umständen schlimmer als das Übergewicht sind. Hinzu kommt, daß man dabei nicht lernt, wie man sich nach der Normalisierung des Körpergewichts kalorienknapp und vollwertig ernährt; gerade das ist aber erforderlich, sonst kehrt mit den alten Ernährungsgewohnheiten oft auch das Übergewicht bald zurück. Deshalb darf man sich von solchen Versprechungen nicht verführen lassen. Abgesehen von den seltenen Fällen, in denen Übergewicht durch eine behandlungsbedürftige Krankheit entsteht, erklärt es sich stets aus übermäßiger Kalorienzufuhr. Dagegen hilft nur die Einschränkung der Ernährung, bis das Normalgewicht wieder erreicht ist, und danach die dauerhafte Reform der früheren falschen Ernährungsgewohnheiten.

Grundsätzlich gelten für die Schlankheitsdiät die gleichen Regeln wie für die normale Gesundkost, denn auch während der Kur muß der Vitalstoffbedarf des Körpers gedeckt werden. Man verzehrt also eine ausgewogene Kost, deren Kalorienanteil reduziert wird. Das erreicht man vor allem durch verminderte Fettzufuhr und Erhöhung des Rohkostanteils auf 60 bis 75%. Allein durch Verzicht auf Streich- und Kochfett und Auswahl fettarmer Nahrungsmittel spart man täglich schon 500 und oft sogar mehr Kalorien ein.

Strikt verboten sind während der Schlankheitskur alle kalorienreichen Genußmittel, wie Süßigkeiten und Alkohol.

Ergänzt wird die kalorienreduzierte Kost durch ausreichend Ballaststoffe in Form von Diätmitteln mit Leinsamen oder Weizenkleie. Diese natürlichen Ballaststoffträger sorgen dafür, daß die Nahrung den Darm schneller passiert und nicht vollständig verwertet wird, außerdem binden sie einen Teil der Fette und verhindern als natürliche »Appetitzügler« das Hungergefühl. (Chemische Appetitzügler dürfen nie in eigener Verantwortung, sondern nur ausnahmsweise nach Verordnung vorübergehend eingenommen werden, denn sie führen oft zu erheblichen Nebenwirkungen.)

Schließlich gehören zur Schlankheitskur auch noch ausreichend Bewegung und positive Selbstbeeinflussung. Durch Sport und Gymnastik kann man täglich einige hundert Kalorien abbauen und überdies den Stoffwechsel anregen. Allein durch die Bewegungstherapie gelingt es allerdings kaum, das Übergewicht in vertretbarer Zeit zu verringern, dazu müßte man sich sehr viel sportlich betätigen. Die positive Selbstbeeinflussung, die man am besten zusammen mit autogenem Training durchführt, überwindet die meist vorhandenen seelischen Ursachen des Übergewichts und verstärkt das Durchhaltevermögen.

Bei starkem Übergewicht kann anfangs auch eine Fastenkur angezeigt sein, auf die wir später noch zurückkommen.

Welches Körpergewicht man auf Dauer anstreben sollte, läßt sich nicht pauschal festlegen. Das Idealgewicht (= Normalgewicht minus 10% für Männer oder 15% für Frauen), das lange Zeit propagiert wurde, gilt heute jedenfalls nicht mehr als notwendig. Es scheint, daß das gesündeste Körpergewicht irgendwo zwischen dem Idealgewicht und Normalgewicht (= Körpergröße in cm minus 100) liegen sollte, vielleicht auch noch etwas über dem Normalgewicht. Das hängt von verschiedenen persönlichen Faktoren ab, wie Alter, Konstitution und Geschlecht. Grundsätzlich strebt man das Normalgewicht an und versucht, es lebenslang ohne stärkere Schwankungen zu halten.

Diät gegen Krankheiten

Bei vielen Krankheiten kann Diät als Heilmittel erforderlich werden. Dabei unterscheidet man die Grunddiät, die bei vielen Erkrankungen ausreicht, und spezielle Diätformen, die nach Verordnung bei bestimmten Krankheiten eingehalten werden müssen.

Die Grunddiät geht von den Regeln der gesunden Vollwertkost aus. Einschränkungen sind bei der Nährstoffzufuhr erforderlich, der Vitalstoffbedarf dagegen muß unbedingt vollständig gedeckt werden. Für die Dauer der Erkrankung sollte Rohkost den größten Teil der Ernährung ausmachen, das regt die körpereigenen Selbstheilungsregulationen stark an. Auf Fleischprodukte und auch auf tierische Fette wird strikt verzichtet, denn sie stehen der Heilung sehr oft im Weg, trugen vielfach sogar mit zu der Erkrankung bei.

Grunddiät bedeutet also eine streng vegetarische Ernährung mit einem Rohkostanteil von 75 bis 90%; bei Bedarf kann man sich auch einige Zeit nur von Rohkost ernähren, auf Dauer genügt sie allein aber nicht als vollwertige Ernährung. Deshalb müssen längere Rohkostkuren mit dem Therapeuten abgestimmt werden. (Auf Rohkost- und Saftfasten gehen wir im nächsten Kapitel noch ausführlich ein.)

Bei akuten einfacheren Erkrankungen, insbesondere Erkältung und Durchfall, empfiehlt sich einleitend für 1 bis 3 Tage die Nulldiät mit Heiltees (Teefasten). Dadurch wird die Selbstheilungskraft ebenfalls stark angeregt.

Spezielle Krankendiät ist vor allem bei Magen-, Darm-, Leber-Gallenblasen-Störungen und Zuckerkrankheit erforderlich. Außerdem sollten Patienten mit hohem Blutdruck, Herz-Gefäß-Krankheiten, Gicht, Rheuma, Steinleiden und Krebs unbedingt Diät zur ergänzenden Therapie einhalten. Es führte zu weit, die speziellen Diätrichtlinien hier ausführlich zu beschreiben, ihre Verordnung bleibt ohnehin Aufgabe des Fachmanns.

Da die Schulmedizin nicht bei allen genannten Krankheiten eine spezielle Diät kennt (vor allem bei Rheuma und Krebs ist sie umstritten), muß zur Diättherapie oft der Arzt für Naturheilkunde oder Heilpraktiker aufgesucht werden.

Manche der früher üblichen Diätempfehlungen gelten heute als überholt, zum Teil sogar schädlich. Man erkannte, daß sie zur Heilung wenig oder nichts beitragen und/

oder zu unvertretbaren Mangelerscheinungen führen. Typisches Beispiel dafür ist die früher gebräuchliche Magenschonkost. Inzwischen berücksichtigt man, daß der Vitalstoffbedarf des Körpers auch durch die Krankendiät gedeckt werden muß und Einschränkungen nur bei den Nährstoffen möglich sind.

Heilsame Fastenkuren

Fasten gehört zu den am stärksten wirksamen Diätmaßnahmen. Der Verzicht auf die gewohnte Ernährung regt die Abwehr- und Selbstheilungskräfte stark an, fördert die Ausscheidung von Schlacken, Gift- und Krankheitsstoffen, baut Übergewicht ab und wirkt sich auch auf das Seelenleben günstig aus.

Wegen ihrer starken Wirkung eignen sich Fastenkuren aber nur bedingt für den Hausgebrauch. Länger als 5 Tage sollte die Nulldiät nie in eigener Verantworung durchgeführt werden, für Rohkost- und Saftfastkuren gelten 7 bis 8 Tage als vertretbar. Dadurch kann man schon eine ausreichende Wirkung erzielen. Oft empfiehlt sich aber – vor allem bei chronischen Krankheiten – das längere Fasten unter Verlaufskontrolle des Therapeuten, am besten in einem Sanatorium.

Zur Soforthilfe bei akut auftretenden Erkältungen, Durchfällen und anderen, offensichtlich leichteren Erkrankungen bewährt sich 1- bis 3tägiges Teefasten besonders gut. Dabei nimmt man täglich 1/2 bis 3/4 l Heilkräutertee ohne Zucker ein. Die Teesorte wird entsprechend der Krankheit ausgewählt und in mehreren Portionen über den Tag verteilt verabreicht. Besonders gut bewähren sich folgende Heiltees für den Hausgebrauch:

- Kamillen-, Pfefferminz-, Tausendgüldenkraut- und Wermuttee bei Magen-Darm-Erkrankungen;
- Holunder- und Lindenblütentee bei Erkältungen und anderen einfachen Infektionskrankheiten.

Da der Tee allein den Flüssigkeitsbedarf nicht deckt, gibt man zusätzlich ausreichend kochsalz-, kohlensäure- und nitratarmes Mineralwasser, andere Getränke und feste Nahrung werden gemieden.

Spätestens am 3. Tag muß das Teefasten zur deutlichen Besserung führen, sonst darf man die fachmännische Behandlung nicht mehr länger aufschieben.

Nicht ganz so stark wie die Nulldiät wirken Fastenkuren, bei denen man Rohkost oder Säfte zu sich nimmt. Sie dürfen deshalb auch zur Selbsthilfe bis zu 8 Tagen durchgeführt werden. Im Vergleich zum strengen Fasten bieten sie auch noch den Vorteil, daß der Organismus reichlich Vitalstoffe erhält. Zur Gesundheitsvorsorge empfehlen sich solche Kuren regelmäßig an 1 bis 2 Tagen pro Woche oder alle 2 bis 3 Wochen.

Zum Obstfasten benötigt man täglich 500 bis 1000 g frisches Obst; gut eignen sich zum Beispiel Äpfel und Trauben, aber auch viele andere Obstsorten (je nach Jahreszeit). Das Obst wird in mehreren kleinen Portionen über den Tag verteilt verzehrt. Nicht angezeigt sind Obstkuren bei Blähungen, Durchfall, Magenkrankheiten, manchen Nierensteinen und Zuckerkrankheit.

Gemüsefasten wird sinngemäß wie die Obstkur durchgeführt und wirkt auch ähnlich. Viele Gemüsearten können zur Kur roh verwendet werden. Zur gründlichen Entschlackungskur eignen sich Kartoffeln besonders gut; man benötigt dazu 4 bis 5 Portionen mit je 200 g Kartoffeln, die ohne Salz in der Schale gebacken werden. Roh kann man Kartoffeln allerdings ebensowenig wie Spargel verzehren, die gleichfalls gut entwässernd und entschlackend wirken. Davon benötigt man täglich 2 bis 3 Portionen zu je 200 bis 250 g, die salzlos zubereitet werden. Bei Durchfall, Blähungen und Magenkrankheiten sind Gemüsekuren grundsätzlich nicht erlaubt, entschlackende Kartoffel- und Gemüsekuren dürfen außerdem nur bei intakten Nierenfunktionen durchgeführt werden.
Zum Saftfasten nimmt man täglich je 300 g Gemüse- und Obstsaft mit 150 g Kräutersaft in 3 bis 5 Portionen über den Tag verteilt ein. Die Säfte können nach Geschmack miteinander gemischt werden. Man verabreicht sie in kleinen Schlucken, die man wie guten Wein »kaut«, das verbessert die Wirkung. Die Säfte preßt man entweder portionsweise frisch selbst aus oder kauft sie fertig in naturbelassener Form ohne Zusätze im Reformhaus. Die Gegenanzeigen der Obst- und Gemüsekuren gelten sinngemäß auch für das Saftfasten.

Sorge für die Seele – die »Ordnungstherapie« nach Pfarrer Kneipp

Körperliche Funktionsstörungen, hervorgerufen durch Streß, Konflikte und andere seelisch-nervöse Ursachen, gab es zu Kneipps Zeiten noch seltener. Dem damaligen harten körperlichen Streß waren die Menschen besser als den heutigen seelisch-nervösen Belastungen gewachsen. Zum Teil wurden diese Erkrankungen wohl auch nicht richtig erkannt, denn erst seit etwa 3 Jahrzehnten befaßt sich die moderne psychosomatische Medizin eingehender damit. Aber auch damals gab es natürlich viele seelische Nöte, mit denen gerade Kneipp als Seelsorger immer wieder konfrontiert wurde, sie unterschieden sich aber doch oft deutlich von den Problemen des heutigen Menschen.

Viel früher als die Schulmedizin, der es auch heute noch schwerfällt, seelische Einflüsse als Ursachen körperlicher Krankheiten zu akzeptieren, erkannte Pfarrer Kneipp, daß Gesundheitspflege sich nicht allein auf den Körper beschränken darf, sondern auch das Seelenleben einschließen muß. Deshalb entwickelte er als Ergänzung der körperlichen Behandlung seine Ordnungstherapie, deren Aufgabe darin besteht, den Menschen zum Einklang mit sich selbst und seiner Mitwelt zurückzuführen. Dazu empfiehlt Kneipp vor allem eine einfache Lebensweise mit ausreichend Erholung und Schlaf. Sie bildet nach wie vor die Grundlage der Ordnungstherapie, inzwischen kennen wir aber noch zahlreiche andere Hilfsmöglichkeiten bis hin zur fachmännischen Psychotherapie.

Das Leben mit Sinn erfüllen

Um den Sinn seines Lebens ringt der Mensch seit eh und je. Zahllose Antworten gaben die Philosophen dazu im Lauf der Jahrtausende, aber auf keine konnten sich alle einigen und die meisten wurden wieder verworfen. Diese Schwierigkeiten erklären sich vorwiegend daraus, daß Leben an sich noch keinen klaren Sinn besitzt, sondern ihn erst durch die persönliche Art der Lebensgestaltung gewinnt. Anders ausgedrückt: Jeder Mensch muß für sich selbst den Sinn seines Lebens finden, um zufrieden, glücklich und gesund zu leben. Dazu gibt es keine Patentrezepte, die Menschen sind zu verschieden, als daß man sie alle über einen Kamm scheren dürfte.

Der Sinn des Lebens steht in enger Beziehung zur Selbstverwirklichung. Das klingt zwar wie ein Modewort, weil es in den letzten Jahren oft mißbraucht wurde, verliert dadurch aber nichts an Gültigkeit. Man kann nur dann erfüllt leben, wenn man möglichst viele Anlagen, Fähigkeiten, Neigungen, Interessen, Ziele und Hoffnungen wenigstens teilweise verwirklicht. Da die Arbeitswelt dazu heute immer weniger Gelegenheit bietet, stellt sich diese Aufgabe vor allem in der Freizeit, die entsprechend gestaltet werden muß. Das bietet Schutz vor vielen seelischen und körperlichen Störungen. Einen Teil der freien Zeit füllen zwar schon Gymnastik und Sport aus, aber sie gehören als natürliche Grundbedürfnisse bereits zur Selbstverwirklichung und wirken überdies gut »abhärtend« gegen Streß.

Freilich darf man Selbstverwirklichung nicht, wie in der Vergangenheit oft geschehen, mit Egoismus verwechseln. Erfülltes Leben erfordert nicht nur Einklang mit sich selbst, sondern auch mit den anderen, denn der Mensch ist ein soziales Wesen und auf gute zwischenmenschliche Beziehungen angewiesen. Man muß also auf die Bedürfnisse der Umwelt einige Rücksicht nehmen, ohne sich unzumutbaren Einschränkungen zu beugen. Konflikte bleiben dabei nicht aus, aber sie sind natürlich und lösbar und tragen mit zur Reifung der Persönlichkeit bei.

Die meisten Arbeitnehmer verfügen heute über mehr Freizeit als je zuvor. Das bietet die große Chance, dem Leben den individuell richtigen Sinn zu verleihen. Wer diese Zeit aber passiv vergeudet, leidet meist bald unter Krankheiten.

Übertreiben darf man die Aktivitäten aber auch nicht. Zur sinnvollen Lebensgestaltung gehört auch die Muse, damit die Seele »Atem holen« kann. Das bewahrt davor, in Gewohnheiten zu erstarren, die irgendwann nicht mehr den wahren Zielen entsprechen und deshalb nicht mehr fruchtbar sind. Wer ständig in neue Aufgaben, Pläne und soziale Beziehungen flüchtet, macht sich »verdächtig«, daß er in Wahrheit vor sich selbst flieht, und sollte den Ursachen auf den Grund gehen.

Ausreichend Erholung – guter Schlaf

Ein Motor, der ständig auf Hochtouren läuft, verschleißt schneller als einer, der zwischendurch nur mit Teillast arbeitet. Diese Binsenweisheit scheinen heute viele Menschen zu vergessen, denn sie gönnen sich keine Erholung mehr. Daß dann auch ihr Schlaf oft chronisch gestört ist, wundert kaum, denn sie können auch nachts nicht mehr richtig abschalten. Streß und Hektik verfolgen sie bis in die Träume.

Das alles hängt teilweise mit Einflüssen des modernen Lebens zusammen, die man nicht einfach beseitigen kann. Man muß lernen, sich trotzdem ausreichend zu erholen und gut zu schlafen. Damit werden die ungünstigen äußeren Einflüsse zwar nicht abgestellt, aber man fühlt sich ihnen wieder gewachsen und wird nicht krank durch sie.

Ausreichend körperliche Bewegung an der frischen Luft, Wassertreten und gesunde

Ernährung, die vor allem abends den Körper nicht mehr zu stark belastet, schaffen die Grundvoraussetzungen für erholsamen tiefen Schlaf. Zusätzlich empfehlen sich bei Bedarf mild beruhigende Heilkräuter ohne Nebenwirkungen und Suchtgefahren, vor allem Baldrian und Hopfen. Zu den wichtigsten Hilfen gehört aber die Entspannungstherapie, am besten das autogene Training. Diese Methode kannte Pfarrer Kneipp noch nicht, denn sie wurde erst vor etwa 50 Jahren von dem Berliner Nervenarzt Professor Schultz in die Therapie eingeführt, aber Kneipp hätte sie sicher gutgeheißen.
Autogenes Training wirkt durch die intensive Vorstellung von Ruhe, Schwere und Wärme im Körper und Kühle auf der Stirn. Diese Zustände werden in 6 Grundübungen systematisch innerhalb von 12 Wochen herbeigeführt und entspannen Körper und Seelenleben tief. Durch fortwährendes Üben gelangt man schließlich soweit, daß man sich bei Bedarf überall kurz in tiefe Entspannung oder erholsamen 10-Minuten-Schlaf versetzen kann. Das allein trägt schon viel zur Gesunderhaltung bei.
Damit nicht genug, in der tiefen Entspannung öffnet sich das Unbewußte für positive Vorstellungen, die man sich zu Selbstbeeinflussung einprägt. Nach einiger Zeit gehen sie automatisch im Alltag in Erfüllung. Es gibt zahllose Anwendungsmöglichkeiten der positiven Selbstbeeinflussung, das richtet sich nach den persönlichen Lebensumständen. Unter anderem kann man dadurch Nervosität beseitigen, Streß besser verkraften, unnötige Belastungen abbauen und den erholsamen Nachtschlaf fördern.
Autogenes Training erlernt man im Einzel- oder Gruppenkurs unter fachmännischer Anleitung. Besteht dazu keine Möglichkeit, genügt zum Erlernen auch ein gutes Buch. Das Training sollte Tag für Tag 1- bis 2mal zur Gesundheitsvorsorge und als praktische Lebenshilfe durchgeführt werden. Wer es einmal beherrscht und seine Wirkungen selbst kennengelernt hat, wird darauf meist nicht mehr verzichten wollen.
Es ist nicht unbedingt erforderlich, Erholung und Schlaf durch autogenes Training herbeizuführen. Beides sind natürliche Zustände, die man normalerweise auch ohne Hilfe erreichen sollte. Aber das gelingt heute vielen Menschen nicht mehr, weil sie durch die übliche Lebensweise ständig überfordert und überreizt werden, bis eine Krankheit dem schließlich ein Ende setzt, indem sie die Erholung erzwingt.
Überfordern darf man sich aber auch dann nicht, wenn man das autogene Training beherrscht und regelmäßig durchführt. Zwar erhöhen regelmäßiges Entspannungstraining und guter Schlaf die Leistungsfähigkeit, aber ihre Grenzen kann man nicht dauernd ungestraft überschreiten.
Neben autogenem Training gehört zur Erholung auch noch die individuell richtige Gestaltung der Freizeit, die in erster Linie der Selbstverwirklichung dienen soll. Nicht verwechseln darf man Erholung mit völliger Untätigkeit; zwar gehört dazu auch, daß man sich zwischendurch einmal völlig gehen läßt und nur faulenzt, aber Erholung erfordert auch Aktivität, die von der im Alltag üblichen abweicht. Sinngemäß gilt das für den Urlaub, in den man nicht zuviel »hineinpacken« darf, den man aber auch nicht wochenlang nur am Strand liegend vergeuden sollte. Auch hier kommt es wieder auf das rechte Maß, auf die individuell richtige »Ordnung« im Leben an.

Vom Umgang mit Sorgen und Konflikten

Der Traum von einem sorgen- und konfliktfreien Leben, dem wohl jeder zwischendurch einmal nachhängt, muß ein unerfüllbarer Wunsch bleiben. Wo Menschen zusammenleben, kommt es unausweichlich zu Konflikten, der Alltag hält für jeden genug Sorgen und Probleme bereit. Das ist natürlich und zahlt sich auf längere Sicht aus, weil man daran innerlich reift. Zwar gibt es auch unerträgliche Konflikte und Probleme, die einen Menschen zerbrechen, meist handelt es sich aber doch um lösbare Alltagssorgen.

Es ist menschlich verständlich und heute besonders weit verbreitet, wenn viele versuchen, vor solchen negativen Lebenserfahrungen zu fliehen, sie ungelöst ins Unbewußte zu verdrängen. Das kann gutgehen, wenn das Unbewußte weiter daran arbeitet und sie schließlich überwindet, aber darauf kann man sich nicht verlassen. Oft führt die Verdrängung zu erheblichen seelischen und körperlichen Störungen. Sie belasten besonders deshalb, weil man ihre Ursachen nicht mehr bewußt erkennt und sie daher nicht nachträglich verarbeiten kann.

Richtiger Umgang mit Sorgen und Konflikten gehört zur Vorbeugung und Therapie vieler Erkrankungen. Ungelöst verursachen sie unter anderem Angstzustände, Depressionen, Herz-Kreislauf- und Verdauungsbeschwerden, bei längerer Dauer schlimmstenfalls sogar Herzinfarkt, Krebs und andere schwere Krankheiten (dabei spielen aber immer noch andere Faktoren eine Rolle). Davor schützt man sich, indem man alle negativen Lebenserfahrungen geistig-seelisch so lang bearbeitet, bis sie verstanden und die für die Zukunft notwendigen Konsequenzen daraus gezogen wurden. Das kann unangenehme Einsichten und harte Entscheidungen erfordern, aber es gibt keine andere Möglichkeit. Am Ende geht man aus solchen bewußt bewältigten Krisen gestärkt und gereift hervor und kann sich unbelastet der Zukunft zuwenden.

Das klingt auf Anhieb alles recht schwierig, aber die Fähigkeit dazu steckt in uns allen. Jeder muß den ihm gemäßen Weg finden, um in Kneipps Sinn wieder Ordnung in sein Leben zu bringen. Selbstbeeinflussung im autogenen Training kann dabei viel helfen, insbesondere dann, wenn man auch die Oberstufe beherrscht. Dann läßt sich die »Weisheit« des Unbewußten zur Bewältigung solcher Erfahrungen nutzen und eine Lösung im Einklang mit sich selbst finden.

Bei schweren, scheinbar unlösbaren Konflikten bleibt als letzter Ausweg die fachmännische Psychotherapie. Die meisten Alltagserfahrungen erfordern aber keine seelische Behandlung, wenn man sie annimmt und verarbeitet.

Psychopharmaka helfen nicht weiter

Die mangelnde Bereitschaft vieler Menschen, sich längere Zeit mit unangenehmen Erfahrungen zu beschäftigen, ließ in der letzten Zeit den Verbrauch an Psychopharmaka, die Einfluß auf das Seelenleben nehmen, stark ansteigen. Sie bieten sich als scheinbar bequemste Lösung an, führen tatsächlich aber nur zu Scheinlösungen. Letzten Endes erreicht man auch damit nur eine Art Verdrängung, die auf Dauer die Gesundheit untergräbt. Dabei wirkt sich gerade der nachlassende Leidensdruck besonders verhängnisvoll aus, denn er setzt die Bereitschaft zur aktiven Verarbeitung herab.

Wenn die Arzneimittel abgesetzt werden, brechen die alten Schwierigkeiten wieder durch, denn sie wurden natürlich nicht chemisch behoben. Nach der Erfahrung mit der angenehmen Wirkung der Psychopharmaka erscheinen sie jetzt oft noch unlösbarer – der erneute Griff zur chemischen »Glückspille« wird also geradezu vorprogrammiert und endet schließlich mit suchtartiger Abhängigkeit, der man aus eigener Kraft nicht mehr entkommt. Nach Schätzungen der Fachleute betrifft sie inzwischen allein in der Bundesrepublik schon rund 1% der Bevölkerung – und das mit ansteigender Tendenz.

Man darf Psychopharmaka nicht in Bausch und Bogen verurteilen. Bei schweren seelischen Krankheiten (Psychosen) ersparen sie den Patienten oft den langen Aufenthalt in einer psychiatrischen Klinik und ermöglichen ihm ein weitgehend angepaßtes, normales Leben. Als Hilfe bei Alltagsproblemen sind sie aber denkbar ungeeignet. Wenn man nicht ohne Medikamente damit fertig wird, verwendet man nur pflanzliche Spezialitäten, vor allem Baldrian und Johanniskraut. Sie entlasten die Seele, ohne die Bereitschaft zur aktiven Problemlösung zu vermindern oder zur Abhängigkeit zu führen. Unter ihrem Schutz kann man dann überlegter darangehen, die Schwierigkeiten zu bewältigen.

Davon abgesehen helfen auch andere Maßnahmen der Kneipptherapie indirekt mit in solchen Situationen. Wasseranwendungen härten gegen die Belastungen ab und regen die seelischen Selbstheilungs- und Widerstandskräfte an, vollwertige Ernährung stärkt das Nervensystem, Bewegung und Entspannungstraining beugen drohenden Folgen vor. Somit bietet die Kneipptherapie auch bei seelischen Problemen wirksame Hilfe ohne ernste Nebenwirkungen. Das bestätigt ihre Bedeutung als ganzheitlicher Weg zu Gesundheit und Lebensfreude.

Register

Unser Tip

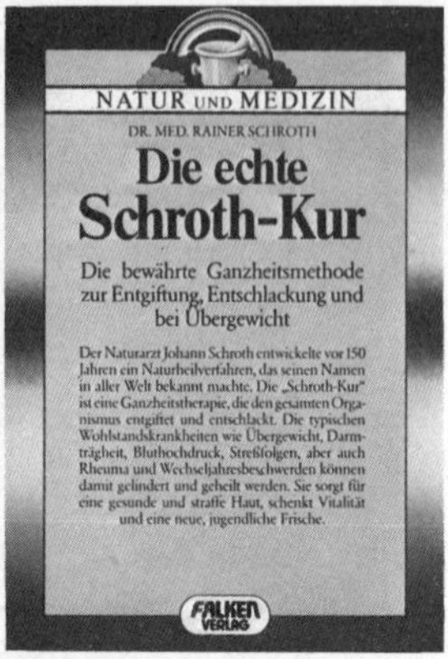

Die echte Schroth-Kur
Die bewährte Ganzheitsmethode zur Entgiftung, Entschlackung und bei Übergewicht
(0797) Von Dr. med. Rainer Schroth,
88 Seiten, 2 s/w-Fotos, kartoniert,
DM 9,80, S 79,–

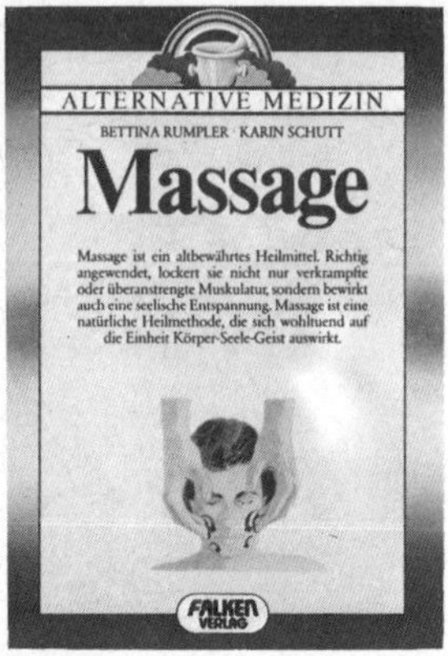

Massage
(0750) Von Bettina Rumpler,
Karin Schutt,
112 Seiten, 116 zweifarbige Zeichnungen, kartoniert, **DM 12,80,**
S 99,–

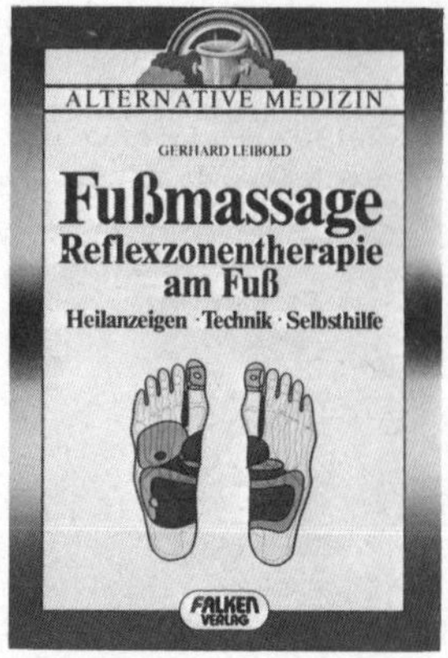

Fußmassage
Reflexzonentherapie am Fuß
Heilanzeigen · Technik · Selbsthilfe
(0714) Von Gerhard Leibold,
96 Seiten, 38 Zeichnungen, kartoniert,
DM 9,80, S 79,–

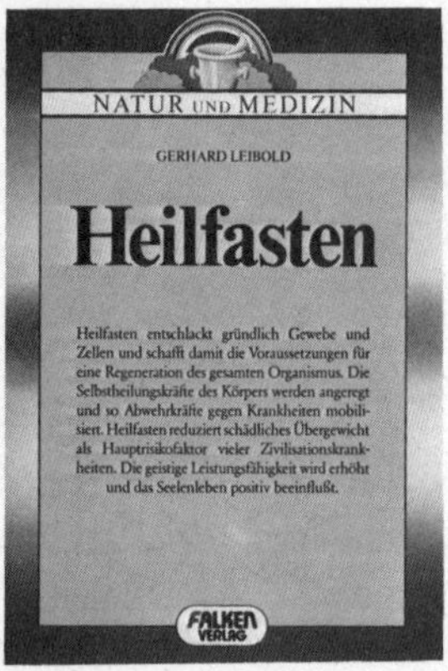

Heilfasten
(0713) Von Gerhard Leibold,
108 Seiten, kartoniert, **DM 9,80,** S 79,–

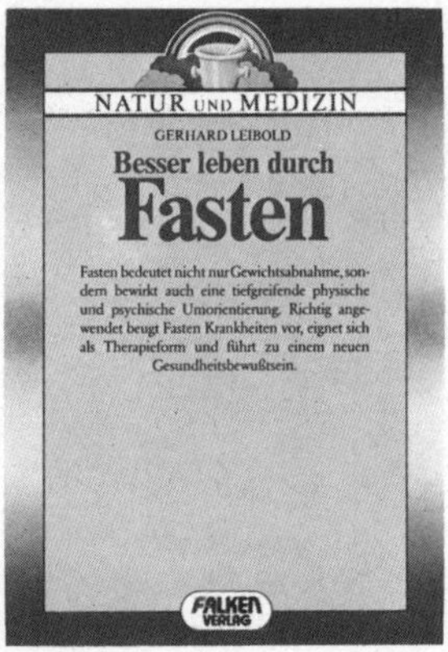

Besser leben durch
Fasten
(0841) Von Gerhard Leibold,
100 Seiten, kartoniert, **DM 9,80,** S 79,–

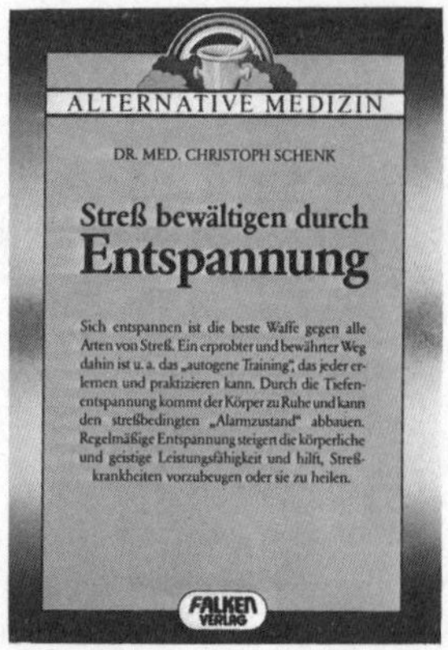

Streß bewältigen durch
Entspannung
(0834) Von Dr. med. Christoph Schenk,
88 Seiten, 29 Zeichnungen, kartoniert,
DM 9,80, S 79,–

Falls durch besondere Umstände Preisänderungen notwendig werden, erfolgt Auftragserledigung zu dem bei der Lieferung gültigen Preis.

FALKEN VERLAG

Stand Sommer 1987

Gesamt-Programm

Essen und Trinken

Köstliche Suppen
für jede Tages- und Jahreszeit. (5122) Von E. Fuhrmann, 64 S., 38 Farbfotos, 2 Zeichnungen, Pappband. ●●

Was koche ich heute?
Neue Rezepte für Fix-Gerichte. (0608) Von A. Badelt-Vogt, 112 S., 16 Farbtafeln, kart. ●

Kochen für 1 Person
Rationell wirtschaften, abwechslungsreich und schmackhaft zubereiten. (0586) Von M. Nicolin, 136 S., 8 Farbtafeln, 23 Zeichnungen, kart. ●

Schnell und individuell
Die raffinierte Single-Küche
(4266) Von F. Faist, 160 S., 151 Farbfotos, Pappband. ●●●

Gesunde Kost aus dem Römertopf
(0442) Von J. Kramer, 128 S., 8 Farbtafeln, 13 Zeichnungen, kart. ●

Nudelgerichte
– lecker, locker, leicht zu kochen. (0466) Von C. Stephan, 80 S., 8 Farbtafeln, kart. ●

Lieblingsrezepte
Phantasievoll zubereitet und originell dekoriert. (4234) Hrsg. P. Diller, 160 S., 120 Farbfotos, 34 Zeichnungen, Pappband. ●●●

Die besten Eintöpfe und Aufläufe
Das Beste aus den Kochtöpfen der Welt (5079) Von A. und G. Eckert, 64 S., 50 Farbfotos, Pappband. ●●

FALKEN-FEINSCHMECKER
Herzhaftes für Leib und Seele
Eintöpfe
(0820) Von P. Klein, 48 S., 30 Farbfotos, Pappband. ●

Schnell und gut gekocht
Die tollsten Rezepte für den Schnellkochtopf. (0265) Von J. Ley, 96 S., 8 Farbtafeln, kart. ●

Kochen und backen im Heißluftherd
Vorteile, Gebrauchsanleitung, Rezepte. (0516) Von K. Kölner, 72 S., 8 Farbtafeln, kart. ●

Das neue Mikrowellen-Kochbuch
(0434) Von H. Neu, 64 S., 4 Farbtafeln, 16 s/w Zeichnungen, kart. ●

Ganz und gar mit Mikrowellen
(4094) Von T. Peters, 208 S., 24 Farbfotos, 12 Zeichnungen, kart. ●●●

FALKEN-FEINSCHMECKER
Schnell auf den Tisch gezaubert
Kochen mit Mikrowellen
(0818) Von A. Danner, 64 S., 52 Farbfotos, Pappband. ●

Marmeladen, Gelees und Konfitüren
Köstlich wie zu Omas Zeiten – einfach selbstgemacht. (0720) Von M. Gutta, 32 S., 23 Farbfotos, 1 Zeichnung, Pappband. ●

Einkochen
nach allen Regeln der Kunst. (0405) Von B. Müller, 128 S., 8 Farbtafeln, kart. ●

Einkochen, Einlegen, Einfrieren
(4055) Von B. Müller, 27 s/w.-Abb., kart. ●●

FALKEN-FEINSCHMECKER
Goldbraun und knusprig
Fritierte Leckerbissen
(0868) Von F. Faist, 64 S., 47 Farbfotos, Pappband. ●

Das neue Fritieren
geruchlos, schmackhaft und gesund. (0365) Von P. Kühne, 96 S., 8 Farbtafeln, kart. ●

FALKEN-FEINSCHMECKER
Die Krönung der feinen Küche
Saucen
(0817) Von G. Cavestri, 48 S., 40 Farbfotos, Pappband. ●

Wildgerichte
einfach bis raffiniert. (5115) Von M. Gutta, 64 S., 43 Farbfotos, Pappband. ●●

FALKEN-FEINSCHMECKER
Von Tatar und falschen Hasen
Hackfleisch
(0866) Von A. und G. Eckert, 64 S., 42 Farbfotos, Pappband. ●

Mehr Freude und Erfolg beim **Grillen**
(4141) Von A. Berliner, 160 S., 147 Farbfotos, 10 farbige Zeichnungen, Pappband. ●●●

Grillen
Fleisch · Fisch · Beilagen · Soßen. (5001) Von E. Fuhrmann, 64 S., 38 Farbfotos, Pappband. ●●

Chinesisch kochen
Schmackhafte Rezepte für die abwechslungsreiche Küche. (5011) Von A. und G. Eckert, 64 S., 57 Farbfotos, Pappband. ●●

Chinesisch kochen
mit dem Wok-Topf und dem Mongolen-Topf. (0557) Von C. Korn, 64 S., 8 Farbtafeln, kart. ●

Schlemmerreise durch die
Chinesische Küche
(4184) Von Kuo Huey Jen, 160 S., 117 Farbfotos, Pappband. ●●●

Nordische Küche
Speisen und Getränke von der Küste. (5082) Von J. Kürtz, 64 S., 44 Farbfotos, Pappband. ●●

Deutsche Küche
Schmackhafte Gerichte von der Nordsee bis zu den Alpen. (5025) Von E. Fuhrmann, 64 S., 52 Farbfotos, Pappband. ●●

Essen in Hessen
Spezialitäten zwischen Schwalm und Odenwald
(0837) Von R. Witt, 120 S., 10 s/w-Zeichnungen, Pappband. ●●

Französisch kochen
Eine kulinarische Reise durch Frankreich. (5016) Von M. Gutta, 64 S., 35 Farbfotos, Pappband. ●●

Französische Küche
(0685) Von M. Gutta, 96 S., 16 Farbtafeln, kart. ●

Französische Spezialitäten aus dem Backofen
Herzhafte Tartes und Quiches mit Fleisch, Fisch, Gemüse und Käse
(5146) Von P. Klein, 64 S., 43 Farbfotos, Pappband. ●●

FALKEN-FEINSCHMECKER
Aus lauter Lust und Liebe
Knoblauch
(0867) Von L. Reinirkens, 64 S., 45 Farbfotos, Pappband. ●

Kochen und würzen mit **Knoblauch**
(0725) Von A. und G. Eckert, 96 S., 8 Farbtafeln, kart. ●

Schlemmerreise durch die
Italienische Küche
(4172) Von V. Pifferi, 160 S., 109 Farbfotos, Pappband. ●●●

Pizza, Pasta und die feine italienische Küche
(4270) Von R. Rudatis, 120 S., 255 Farbfotos, Pappband. ●●

Italienische Küche
Ein kulinarischer Streifzug mit regionalen Spezialitäten. (5026) Von M. Gutta, 64 S., 35 Farbfotos, Pappband. ●●

Köstliche Pizzas, Toasts, Pasteten
Schmackhafte Gerichte schnell zubereitet. (5081) Von A. und G. Eckert, 64 S., 46 Farbfotos, Pappband. ●●

FALKEN-FEINSCHMECKER
Schlemmen wie bei Mamma Maria
Pizzas
(0815) Von F. Faist, 64 S., 62 Farbfotos, Pappband. ●

Köstliche Pilzgerichte
Tips und Rezepte für die häufigsten Pilzgattungen. (5133) Von V. Spicker-Noack, M. Knoop, 64 S., 52 Farbfotos, Pappband. ●●

Köstliche Fondues
mit Fleisch, Geflügel, Fisch, Käse, Gemüse und Süßem. (5006) Von E. Fuhrmann, 64 S., 50 Farbfotos, Pappband. ●●

Fondues
und fritierte Leckerbissen. (0471) Von S. Stein, 96 S., 8 Farbtafeln, kart. ●

Fondues · Raclettes · Flambiertes
(4081) Von R. Peiler und M.-L. Schult, 136 S., 15 Farbtafeln, 28 Zeichnungen, kart. ●●

Neue, raffinierte Rezepte mit dem Raclette-Grill
(0558) Von L. Helger, 56 S., 8 Farbtafeln, kart. ●

Die hier vorgestellten Bücher, Videokassetten und Software sind in folgende Preisgruppen unterteilt:

● Preisgruppe bis DM 10,–/S 79,–
●● Preisgruppe über DM 10,– bis DM 20,– S 80,– bis S 160,–
●●● Preisgruppe über DM 20,– bis DM 30,– S 161,– bis S 240,–
●●●● Preisgruppe über DM 30,– bis DM 50,– S 241,– bis S 400,–
●●●●● Preisgruppe über DM 50,–/S 401,–
*(unverbindliche Preisempfehlung)

FALKEN VERLAG

Postfach 1120 · D-6272 Niedernhausen/Ts. Tel. 06127/7020 · Telex 4186585 fves d

Rezepte rund um Raclette und Hobby-Rechaud
(0420) Von J. W. Hochscheid, 72 S., 8 Farbtafeln, kart. ●

Fondues und Raclettes
(4253) Von F. Faist, 160 S., 125 Farbfotos, Pappband. ●●●

Kochen und würzen mit
Paprika
(0792) Von A. und G. Eckert, 88 S., 8 Farbtafeln, kart. ●

Kleine Kalte Küche
für Alltag und Feste. (5097) Von A. und G. Eckert, 64 S., 45 Farbfotos, Pappband. ●●

Kalte Platten – Kalte Büfetts
rustikal bis raffiniert. (5015) Von M. Gutta, 64 S., 34 Farbfotos, Pappband. ●●

Kalte Happen und Partysnacks
Canapés, Sandwiches, Pastetchen, Salate und Suppen. (5029) Von D. Peters, 64 S., 44 Farbfotos, Pappband. ●●

Garnieren und Verzieren
(4236) Von R. Biller, 160 S., 329 Farbfotos, 57 Zeichnungen, Pappband. ●●●

Desserts
Puddings, Joghurts, Fruchtsalate, Eis, Gebäck, Getränke. (5020) Von M. Gutta, 64 S., 41 Farbfotos, Pappband. ●●

FALKEN-FEINSCHMECKER
Süße Geheimnisse eiskalt gelüftet
Eis und Sorbets
(0870) Von H. W. Liebheit, 48 S., 38 Farbfotos, Pappband. ●

Crêpes, Omeletts und Soufflés
Pikante und süße Spezialitäten. (5131) Von J. Rosenkranz, 64 S., 45 Farbfotos, Pappband. ●●

Kuchen und Torten
Die besten und beliebtesten Rezepte. (5067) Von M. Sauerborn, 64 S., 79 Farbfotos, Pappband. ●●

Tortenträume und Kuchenfantasien
Gebackene Köstlichkeiten originell dekoriert und verziert
(0823) Von F. Faist, 80 S., 150 Farbfotos, kart. ●●

Schönes Hobby Backen
Erprobte Rezepte mit modernen Backformen. (0451) Von E. Blome, 96 S., 8 Farbtafeln, kart. ●

Backen, was allen schmeckt
Kuchen, Torten, Gebäck und Brot. (4166) Von E. Blome, 556 S., 40 Farbtafeln, Pappband. ●●●

Meine Vollkornbackstube
Brot · Kuchen · Aufläufe. (0616) Von R. Raffelt, 96 S., 4 Farbtafeln, 12 Zeichnungen, kart. ●

FALKEN-FEINSCHMECKER
Mit Körnern, Zimt und Mandelkern
Vollkorngebäck
(0816) Von M. Bustorf-Hirsch, 48 S., 39 Farbfotos, Pappband. ●

Biologisch Backen
Neue Rezeptideen für Kuchen, Brote, Kleingebäck aus vollem Korn. (4174) Von M. Bustorf-Hirsch, 136 S., 15 Farbtafeln, 47 Zeichnungen, kart. ●●

Selbst Brotbacken
Über 50 erprobte Rezepte. (0370) Von J. Schiermann, 80 S., 6 Zeichnungen, 4 Farbtafeln, kart. ●

Mehr Freude und Erfolg beim
Brotbacken
(4148) Von A. und G. Eckert, 160 S., 177 Farbfotos, Pappband. ●●●

Brotspezialitäten
knusprig backen – herzhaft kochen. (5088) Von J. W. Hochscheid und L. Helger, 64 S., 48 Farbfotos, Pappband. ●●

Weihnachtsbäckerei
Köstliche Plätzchen, Stollen, Honigkuchen und Festtagstorten. (0682) Von M. Sauerborn, 32 S., 36 Farbfotos, Pappband. ●

Waffeln
süß und pikant. (0522) Von C. Stephan, 64 S., 8 Farbtafeln, kart. ●

Kochen für Diabetiker
Gesund und schmackhaft für die ganze Familie. (4132) Von M. Toeller, W. Schumacher, A. C. Groote, 224 S., 109 Farbfotos, 94 Zeichnungen, Pappband. ●●●

Neue Rezepte für Diabetiker-Diät
Vollwertig – abwechslungsreich – kalorienarm. (0418) Von M. Oehlrich, 120 S., 8 Farbtafeln, kart. ●

Wer schlank ist, lebt gesünder
Tips und Rezepte zum Schlankwerden und -bleiben. (0562) Von R. Mainer, 80 S., 8 Farbtafeln, kart. ●

SLIM
Der neue, individuelle Schlankheitsplan (4277) Von Prof. Dr. E. Menden, W. Aign, 120 S., 440 Farbfotos, Pappband. ●●●

Kalorien – Joule
Eiweiß · Fett · Kohlenhydrate tabellarisch nach gebräuchlichen Mengen. (0374) Von M. Bormio, 88 S., kart. ●

Alles mit Joghurt
tagfrisch selbstgemacht. Mit vielen Rezepten. (0382) Von G. Volz, 88 S., 8 Farbtafeln, kart. ●

Gesund leben – schlank werden mit der
Bio-Kur
(0657) Von S. Winter, 144 S., 4 Farbtafeln, kart. ●

FALKEN-FEINSCHMECKER
Raffiniert und gesund würzen
Kräuterküche
(0869) Von A. Görgens, 48 S., 43 Farbfotos, Pappband. ●

Miekes Kräuter- und Gewürzkochbuch
(0323) Von I. Persy und K. Mieke, 96 S., 8 Farbtafeln, kart. ●

Delikate Salate
für alle Gelegenheiten rund ums Jahr. (5002) Von E. Fuhrmann, 64 S., 50 Farbfotos, Pappband. ●●

Das köstliche knackige Schlemmervergnügen.
Salate
(4165) Von V. Müller, 160 S., 80 Farbfotos, Pappband. ●●●

111 köstliche Salate
Erprobte Rezepte mit Pfiff. (0222) Von C. Schönherr, 96 S., 8 Farbtafeln, 30 Zeichnungen, kart. ●

FALKEN-FEINSCHMECKER
Köstlich frisch auf den Tisch
Rohkostsalate
(0865) Von C. Adam, 48 S., 26 Farbfotos, Pappband. ●

Rohkost
Schmackhafte Gerichte für die gesunde Ernährung. (5044) Von I. Gabriel, 64 S., 53 Farbfotos, Pappband. ●●

Joghurt, Quark, Käse und Butter
Schmackhaftes aus Milch hausgemacht. (0739) Von M. Bustorf-Hirsch, 32 S., 59 Farbabb., Pappband. ●

Die abwechslungsreiche Vollwertküche
Vitaminreich und naturbelassen kochen und backen. (4229) Von M. Bustorf-Hirsch, K. Siegel, 280 S., 31 Farbtafeln, 78 Zeichnungen, Pappband. ●●●●

Meine Vollkornküche
Herzhaftes von echtem Schrot und Korn (0858) Von S. Walz, 128 S., 8 Farbtafel, kart. ●

Alternativ essen
Die gesunde Sojaküche.
(0553) Von U. Kolster, 112 S., 8 Farbtafeln, kart. ●

Kochen mit Tofu
Die gesunde Alternative. (0894) Von U. Kolster, 80 S., 8 Farbtafeln, kart. ●

Das Reformhaus-Kochbuch
Gesunde Ernährung mit hochwertigen Naturprodukten. (4180) Von A. und G. Eckert, 160 S. 15 Farbtafeln, Pappband. ●●●

Gesund kochen mit Keimen und Sprossen
(0794) Von M. Bustorf-Hirsch, 104 S., 8 Farbtafeln, 13 s/w-Zeichnungen, kart. ●

Die feine Vegetarische Küche
(4235) Von F. Faist, 160 S., 191 Farbfotos, Pappband. ●●●

Biologische Ernährung
für eine natürliche und gesunde Lebensweise. (4125) Von G. Leibold, 136 S., 15 Farbtafeln, 47 Zeichnungen, kart. ●●

Gesunde Ernährung für mein Kind
(0776) Von M. Bustorf-Hirsch, 96 S., 8 Farbtafeln, 5 s/w Zeichnungen, kart. ●

Vitaminreich und naturbelassen
Biologisch Kochen
(4162) Von M. Bustorf-Hirsch und K. Siegel, 144 S., 15 Farbtafeln, 31 Zeichnungen, kart. ●●

Gesund kochen
wasserarm · fettfrei · aromatisch. (4060) Von M. Gutta, 240 S., 16 Farbtafeln, Pappband. ●●●

Kräuter- und Heilpflanzen-Kochbuch
für eine gesunde Lebensweise. (4066) Von P. Pervenche, 143 S., 15 Farbtafeln, kart. ●●

Pralinen und Konfekt
Kleine Köstlichkeiten selbstgemacht. (0731) Von H. Engelke, 32 S., 57 Farbfotos, Pappband. ●

FALKEN-FEINSCHMECKER
Zart schmelzende Versuchungen
Schokolade
(0819) Von J. Schroer, 48 S., 53 Farbfotos, Pappband. ●

Die hier vorgestellten Bücher, Videokassetten und Software sind in folgende Preisgruppen unterteilt:

● Preisgruppe bis DM 10,–/S 79,–
●● Preisgruppe über DM 10,– bis DM 20,– S 80,– bis S 160,–
●●● Preisgruppe über DM 20,– bis DM 30,– S 161,– bis S 240,–
●●●● Preisgruppe über DM 30,– bis DM 50,– S 241,– bis S 400,–
●●●●● Preisgruppe über DM 50,–/S 401,–
*(unverbindliche Preisempfehlung)

FALKEN VERLAG

Die Preise entsprechen dem Status beim Druck diese

Köstlichkeiten für Gäste und Feste
Kalte Platten
(4200) Von I. Pfliegner, 160 S., 130 Farbfotos, Pappband. ●●●

Kochen für Gäste
Köstliche Menüs mit Liebe zubereitet. (5149) Von R. Wesseler, 64 S., 40 Farbfotos, Pappband. ●●

Das richtige Frühstück
Gesunde Vollwertkost vitaminreich und naturbelassen. (0784) Von C. Kratzel und R. Böll, 32 S., 28 Farbfotos, Pappband. ●

Bocuse à la carte
Französisch kochen mit dem Meister. (4237) Von P. Bocuse, 88 S., 218 Farbfotos, Pappband. ●●

Kochschule mit Paul Bocuse
(6016/VHS, 6017/Video 2000, 6018/Beta), 60 Min. in Farbe. ●●●●●*

Natursammlers Kochbuch
Wildfrüchte und Gemüse, Pilze, Kräuter – finden und zubereiten. (4040) Von C. M. Kerler, 140 S., 12 Farbtafeln, kart. ●●

Cocktails
(4267) Von W. R. Hoffmann, W. Hubert, U. Lottring, 160 S., 164 Farbfotos, 1 s/w-Foto, Pappband. ●●●

Neue Cocktails und Drinks
mit und ohne Alkohol. (0517) Von S. Späth, 128 S., 4 Farbtafeln, kart., ●

Mixgetränke
mit und ohne Alkohol (5017) Von C. Arius, 64 S., 35 Farbfotos, Pappband. ●●

Cocktails und Mixereien
für häusliche Feste und Feiern. (0075) Von J. Walker, 96 S., 4 Farbtafeln, kart. ●

Die besten Punsche, Grogs und Bowlen
(0575) Von F. Dingden, 64 S., 2 Farbtafeln, kart. ●

Weine und Säfte, Liköre und Sekt
selbstgemacht. (0702) Von P. Arauner, 232 S., 76 Abb., kart. ●●

Mitbringsel aus meiner Küche
selbst gemacht und liebevoll verpackt. (0668) Von C. Schönherr, 32 S., 30 Farbfotos, Pappband. ●

Weinlexikon
Wissenswertes über die Weine der Welt. (4149) Von U. Keller, 228 S., 6 Farbtafeln, 395 s/w-Fotos, Pappband. ●●●

Heißgeliebter Tee
Sorten, Rezepte und Geschichten. (4114) Von C. Maronde, 153 S., 16 Farbtafeln, 93 Zeichnungen, Pappband. ●●●

Tee für Genießer.
Sorten · Riten · Rezepte. (0356) Von M. Nicolin, 64 S., 4 Farbtafeln, kart. ●

Tee
Herkunft · Mischungen · Rezepte. (0515) Von S. Ruske, 96 S., 4 Farbtafeln, 16 s/w Abbildungen, Pappband. ●

Kinder lernen spielend backen
(5110) Von M. Gutta, 64 S., 45 Farbfotos, Pappband. ●●

Kinder lernen spielend kochen
Lieblingsgerichte mit viel Spaß selbst zubereitet. (5096) Von M. Gutta, 64 S., 45 Farbfotos, Pappband, ●●

Komm, koch mit mir
Kunterbuntes Kochvergnügen für Kinder. (4285) Von S. und H. Theilig, Illustrationen von B. v. Hayek, 96 S., 48 Farbfotos, 350 Farb- und 1 s/w-Zeichnung, Pappband. ●●

Hobby

Aquarellmalerei
als Kunst und Hobby. (4147) Von H. Haack und B. Wersche, 136 S., 62 Farbfotos, 119 Zeichnungen, gebunden ●●●●

Aquarellmalerei
Materialien · Techniken · Motive. (5099) Von T. Hinz, 64 S., 79 Farbfotos, Pappband. ●●

Hobby Aquarellmalen
Landschaft und Stilleben (0876) Von I. Schade, A. Brück, 80 S., 111 Farbabbildungen, kart. ●●

Videokassette
Hobby Aquarellmalen
Landschaft und Stilleben (6022/VHS) ca. 40 Min., in Farbe. ●●●●*

Aquarellmalerei leicht gelernt
Materialien · Techniken · Motive. (0787) Von T. Hinz, R. Braun, B. Zeidler, 32 S., 38 Farbfotos, 1 Zeichnung. ●

Hobby Ölmalerei
Landschaft und Stilleben (0875) Von H. Kämper, I. Becker, 80 S., 93 Farbabb., kart. ●●

Videokassette
Hobby Ölmalerei
Landschaft und Stilleben (6025/VHS) ca. 40 Min., in Farbe. ●●●●*

Falken-Handbuch
Zeichnen und Malen
(4167) Von B. Bagnall, 336 S., 1154 Farbabb., Pappband. ●●●●●

Naive Malerei
Materialien · Motive · Techniken (5083) Von F. Krettek, 64 S., 76 Farbfotos, Pappband. ●●

Bauernmalerei
als Kunst und Hobby. (4057) Von A. Gast und H. Stegmüller, 128 S., 239 Farbfotos, 26 Riß-Zeichnungen, Pappband. ●●●●

Hobby Bauernmalerei
(0436) Von S. Ramos und J. Roszak, 80 S., 116 Farbfotos und 28 Motivvorlagen, kart. ●●

Bauernmalerei
Kreatives Hobby nach alter Volkskunst (5039) Von S. Ramos, 64 S., 85 Farbfotos, Pappband. ●●

Glasmalerei
als Kunst und Hobby. (4088) Von F. Krettek und S. Beeh-Lustenberger, 132 S., 182 Farbfotos, 38 Motivvorlagen, Pappband. ●●●●

Naive Hinterglasmalerei
Materialien · Techniken · Bildvorlagen (5145) Von F. Krettek, 64 S., 87 Farbfotos, 6 Zeichnungen, Pappband. ●●

Kalligraphie
Die Kunst des schönen Schreibens (4263) Von C. Hartmann, 120 S., 44 Farbvorlagen, 29 s/w-Vorlagen, 2 s/w-Zeichnungen, 38 Farbfotos, Pappband. ●●●●

Seidenmalerei als Kunst und Hobby
(4264) Von S. Hahn, 136 S., 256 Farbfotos, 1 s/w-Foto, 34 Farbzeichnungen, Pappband. ●●●●

Kunstvolle Seidenmalerei
Mit zauberhaften Ideen zum Nachgestalten. (0783) Von I. Demharter, 32 S., 56 Farbfotos, Pappband. ●

Zauberhafte Seidenmalerei
Materialien · Techniken · Gestaltungsvorschläge. (0664) Von E. Dorn, 32 S., 62 Farbfotos, Pappband. ●

Hobby Seidenmalerei
(0611) Von R. Henge, 88 S., 106 Farbfotos, 28 Zeichnungen, kart. ●●

Hobby Stoffdruck und Stoffmalerei
(0555) Von A. Ursin, 80 S., 68 Farbfotos, 68 Zeichnungen, kart. ●●

Stoffmalerei und Stoffdruck
Materialien · Techniken · Ideen · Modelle (5074) Von H. Gehring, 64 S., 110 Farbfotos, Pappband. ●●

Batik
leicht gemacht. Materialien · Färbetechniken · Gestaltungsideen. (5112) Von A. Gast, 64 S., 105 Farbfotos, Pappband. ●●

Textilfärben
Färben so einfach wie Waschen. (0693) Von W. Siegrist, P. Schärli, 32 S., 47 Farbfotos, 3 Zeichnungen, Spiralbindung. ●

Kreatives Bilderweben
Materialien – Vorlagen – Motive (0814) Von A. Schulte-Huxel, 32 S., 58 Farbfotos, 8 Zeichnungen, Pappband. ●

Flechten
mit Bast, Stroh und Peddigrohr. (5098) Von H. Hangleiter, 64 S., 47 Farbfotos, 76 Zeichnungen, Pappband. ●●

Makramee
Knüpfarbeiten leicht gemacht. (5075) Von B. Pröttel, 64 S., 95 Farbfotos, Pappband. ●●

Falken-Handbuch
Häkeln
ABC der Häkeltechniken und Häkelmuster in ausführlichen Schritt-für-Schritt-Bildfolgen. (4194) Von H. Fuchs, M. Natter, 288 S., 597 Farbfotos, 476 farbige Zeichnungen. Pappband. ●●●●

Häkeln
Schritt für Schritt für Rechts- und Linkshänder. (5134) Von H. Klaus, 64 S., 120 Farbfotos, 144 Zeichnungen, Pappband. ●●

Klöppeln
Schritt für Schritt leicht gelernt. (0788) Von U. Seiffer, 32 S., 42 Farb-, 1 s/w-Foto, 25 Zeichnungen, mit Klöppelbriefen, Pappband. ●

Sticken
Schritt für Schritt für Rechts- und Linkshänder. (5135) Von U. Werner, 64 S., 196 Farbfotos, 96 Zeichnungen, Pappband. ●●

Die hier vorgestellten Bücher, Videokassetten und Software sind in folgende Preisgruppen unterteilt:

● Preisgruppe bis DM 10,–/S 79,–
●● Preisgruppe über DM 10,– bis DM 20,– S 80,– bis S 160,–
●●● Preisgruppe über DM 20,– bis DM 30,– S 161,– bis S 240,–
●●●● Preisgruppe über DM 30,– bis DM 50,– S 241,– bis S 400,–
●●●●● Preisgruppe über DM 50,–/S 401,–
*(unverbindliche Preisempfehlung)

FALKEN VERLAG

Monogrammstickerei
Mit Vorlagen für Initialen, Vignetten und Ornamente. (5148) Von H. Fuchs, 64 S., 50 Farbfotos, 50 Zeichnungen, Pappband. ●●

Falken-Handbuch
Stricken
ABC der Stricktechniken und Strickmuster in ausführlichen Schritt-für-Schritt-Bildfolgen. (4137) Von M. Natter, 312 S., 106 Farb- und 922 s/w-Fotos, 318 Zeichnungen, Pappband. ●●●●

Bestrickend schöne Ideen
Pullover, Westen, Ensembles, Jacken
(4178) Von R. Weber, 208 S., 220 Farbfotos, 358 Zeichnungen, Pappband. ●●●

Chic in Strick
Neue Pullover
Westen · Jacken · Kleider · Ensembles. (4224) Hrsg. R. Weber, 192 S., 25 Farbabb., Pappband. ●●●

Das moderne Standardwerk von der Expertin
Perfekt Stricken
Mit Sonderteil Häkeln
(4250) Von H. Jaacks, 256 S., 703 Farbfotos, 169 Farb- und 121 s/w-Zeichnungen, Pappband. ●●●

Videokassette Stricken
(6007/VHS, 6008/Video 2000, 6009/Beta). Von P. Krolikowski-Habicht, H. Jaacks, 51 Min., in Farbe. ●●●●*

Stricken
Schritt für Schritt für Rechts- und Linkshänder. (5142) Von S. Oelwein-Schefczik, 64 S., 148 Farbfotos, 173 Zeichnungen, Pappband. ●●

Die schönsten Handarbeiten zum Verschenken
(4225) Von B. Wenzelburger, 128 S., 156 Farbfotos, 70 2-farbige Zeichnungen, Pappband. ●●●●

Kuscheltiere stricken und häkeln
Arbeitsanleitungen und Modelle. (0734) Von B. Wehrle, 32 S., 60 Farbfotos, 28 Zeichnungen, Spiralbindung. ●

Hobby Patchwork und Quilten
(0768) Von B. Staub-Wachsmuth, 80 S., 108 Farbabb., 43 Zeichnungen, kart. ●●

Hobby Spitzencollagen
Bezaubernde Motive aus edlem Material. (0847) Von H. Westphal, 80 S., 186 Farbfotos, kart. ●●

Textiles Gestalten
Weben, Knüpfen, Batiken, Sticken, Objekte und Strukturen. (5123) Von J. Fricke, 136 S., 67 Farb- und 189 s/w-Fotos, 15 Zeichnungen, kart. ●●

Gestalten mit Glasperlen
fädeln · sticken · weben (0640) Von A. Köhler, 32 S., 55 Farbfotos, Spiralbindung. ●

Schmuck, Accessoires und Dekoratives
aus Fimo modelliert
(0873) Von A. Aurich, 32 S., 54 Farbfotos, Pappband. ●

Neue zauberhafte Salzteig-Ideen
(0719) Von I. Kiskalt, 80 S., 320 Farbfotos, 12 Zeichnungen, kart. ●●

Hobby Salzteig
(0662) Von I. Kiskalt, 80 S., 150 Farbfotos, 5 Zeichnungen, Schablonen, kart. ●●

Gestalten mit Salzteig
formen · bemalen · lackieren. (0613) Von W.-U. Cropp, 32 S., 56 Farbfotos, 17 Zeichnungen, Pappband. ●

Originell und dekorativ
Salzteig mit Naturmaterialien
(0833) Von A. und H. Wegener, 80 S., 166 Farbfotos, kart. ●●

Buntbemalte Kunstwerke aus Salzteig
Figuren, Landschaften und Wandbilder. (5141) Von G. Belli, 64 S., 165 Farbfotos, 1 Zeichnung, Pappband. ●●

Kreatives Gestalten mit Salzteig
Originelle Motive für Fortgeschrittene. (0769) Hrsg. I. Kiskalt, 80 S., 168 Farbfotos, kart. ●●

Videokassette Salzteig
(6010/VHS, 6011/Video 2000, (6012/Beta) Von I. Kiskalt, Dr. A. Teuchert, in Farbe, ca. 35 Min. ●●●●●*

Tiffany-Spiegel selbermachen
Materialien · Arbeitsanleitung · Vorlagen. (0761) Von R. Thomas, 32 S., 53 Farbfotos, Pappband. ●

Tiffany-Schmuck selbermachen
Materialien · Arbeitsanleitungen · Modelle (0871) Von B. Poludniak, H. W. Scheib, 32 S., 54 Farbfotos, 3 Zeichnungen, Pappband. ●

Tiffany-Lampen selbermachen
Arbeitsanleitung · Materialien · Modelle. (0684) Von I. Spliethoff, 32 S., 60 Farbfotos, Pappband. ●

Hobby Glaskunst in Tiffany-Technik
(0781) Von N. Köppel, 80 S., 194 Farbfotos, 6 s/w-Abb., kart., ●●

Origami –
Die Kunst des Papierfaltens. (0280) Von R. Harbin, 160 S., 633 Zeichnungen, kart. ●

Hobby Origami
Papierfalten für groß und klein. (0756) Von Z. Aytüre-Scheele, 88 S., über 800 Farbfotos, kart. ●●

Neue zauberhafte Origami-Ideen
Papierfalten für groß und klein. (0805) Von Z. Aytüre-Scheele, 80 S., 720 Farbfotos, kart. ●●

Weihnachtsbasteleien
(0667) Von M. Kühnle und S. Beck, 32 S., 56 Farbfotos, 6 Zeichnungen, Pappband. ●

Bastelspaß mit der Laubsäge
Mit Schnittmusterbogen für viele Modelle in Originalgröße. (0741) Von L. Giesche, M. Bausch, 32 S., 61 Farbfotos, 7 Zeichnungen, Schnittmusterbogen, Pappband. ●

Falken-Heimwerker-Praxis
Tapezieren
(0743) Von W. Nitschke, 112 S., 186 Farbfotos, 9 Zeichnungen, kart. ●●

Falken-Heimwerker-Praxis
Anstreichen und Lackieren
(0771) Von P. Müller, 120 S., 186 Farbfotos, 2 s/w Fotos, 3 Zeichnungen, kart. ●●

Falken-Heimwerker-Praxis
Fahrrad-Reparaturen
(0796) Von R. van der Plas, 112 S., 140 Farbfotos, 113 farbige Zeichnungen, kart. ●●

Falken-Handbuch
Heimwerken
Reparieren und Selbermachen in Haus und Wohnung – über 1100 Farbfotos. Praktische Tips vom Profi: Selbermachen, Reparieren, Renovieren, Kostensparen. (4117) Von Th. Pochert, 440 S., 1103 Farbfotos, 100 ein- und zweifarbige Abb., Pappband. ●●●●

Restaurieren von Möbeln
Stilkunde, Materialien, Techniken, Arbeitsanleitungen in Bildfolgen. (4120) Von E. Schnaus-Lorey, 152 S., 37 Farbfotos, 75 s/w Fotos, 352 Zeichnungen, Pappband. ●●●●

Möbel aufarbeiten, reparieren und pflegen
(0386) Von E. Schnaus-Lorey, 96 S., 28 Fotos, 101 Zeichnungen, kart., ●

Vogelhäuschen, Nistkästen, Vogeltränken mit Plänen und Anleitungen zum Selbstbau. (0695) Von J. Zech, 32 S., 42 Farbfotos, 5 Zeichnungen, Pappband. ●

Strohschmuck selbstgebastelt
Sterne, Figuren und andere Dekorationen (0740) Von E. Rombach, 32 S., 60 Farbfotos, 17 Zeichnungen, Pappband. ●

Das Herbarium
Pflanzen sammeln, bestimmen und pressen. (5113) Von I. Gabriel, 96 S., 140 Farbfotos, Pappband. ●●

Gestalten mit Naturmaterialien
Zweige, Kerne, Federn, Muscheln und anderes. (5128) Von I. Krohn, 64 S., 101 Farbfotos, 11 farbige Zeichnungen, Pappband. ●●

Blütenbilder aus Blumen und Blätter
Phantasievolle Naturcollagen. (0872) Von G. Schamp, 32 S., 57 Farbfotos, 1 Zeichnung, Pappband. ●

Dauergestecke
mit Zweigen, Trocken- und Schnittblumen. (5121) Von G. Vocke, 64 S., 57 Farbfotos, Pappband. ●●

Ikebana
Einführung in die japanische Kunst des Blumensteckens. (0548) Von G. Vocke, 152 S., 47 Farbfotos, kart. ●●

Blumengestecke im Ikebanastil
(5041) Von G. Vocke, 64 S., 37 Farbfotos, viele Zeichnungen, Pappband. ●●

Hobby Trockenblumen
Gewürzsträuße, Gestecke, Kränze, Buketts. (0643) Von R. Strobel-Schulze, 88 S., 170 Farbfotos, kart. ●●

Hobby Gewürzsträuße
und zauberhafte Gebinde nach Salzburger Art. (0726) Von A. Ott, 80 S., 101 Farbfotos, 51 farbige Zeichnungen, kart. ●●

Trockenblumen und Gewürzsträuße
(5084) Von G. Vocke, 64 S., 63 Farbfotos, Pappband. ●●

Arbeiten mit Ton
Töpfern mit und ohne Scheibe. (5048) Von J. Fricke, 128 S., 15 Farbtafeln, 166 s/w-Fotos, kart. ●●

Töpfern
als Kunst und Hobby. (4073) Von J. Fricke, 132 S., 37 Farbfotos, 222 s/w-Fotos, Pappband. ●●●●

Die hier vorgestellten Bücher, Videokassetten und Software sind in folgende Preisgruppen unterteilt:

● Preisgruppe bis DM 10,–/S 79,–
●● Preisgruppe über DM 10,– bis DM 20,– S 80,– bis S 160,–
●●● Preisgruppe über DM 20,– bis DM 30,– S 161,– bis S 240,–
●●●● Preisgruppe über DM 30,– bis DM 50,– S 241,– bis S 400,–
●●●●● Preisgruppe über DM 50,–/S 401,–
*(unverbindliche Preisempfehlung)

FALKEN VERLAG

Die Preise entsprechen dem Status beim Druck dieses

Schöne Sachen modellieren
Originelles aus Cernit – ideenreich gestaltet. (0762) Von G. Thelen, 32 S., 105 Farbfotos, Pappband. ●

Porzellanpuppen
Zauberhafte alte Puppen selbst nachbilden. (5138) Von C. A. und D. Stanton, 64 S., 58 Farbfotos, 22 Zeichnungen, Pappband. ●●

Zauberhafte alte Puppen
Sammeln · Restaurieren · Nachbilden (4255) Von C. A. Stanton, J. Jacobs, 120 S., 157 Farbfotos, 24 Zeichnungen, Pappband. ●●●●

Marionetten
entwerfen · gestalten · führen (5118) Von A. Krause und A. Bayer, 64 S., 83 Farbfotos, 2 s/w-Fotos, 40 Zeichnungen, Pappband. ●●

Stoffpuppen
Liebenswerte Modelle selbermachen. (5150) Von I. Wolff, 56 S., 115 Farbfotos, 15 Zeichnungen, mit Schnittmusterbogen, Pappband. ●●

Hobby Puppen
Bezaubernde Modelle selbst gestalten. (0742) Von B. Wenzelburger, 88 S., 163 Farbfotos, 41 Zeichnungen, 11 Schnittmuster, kart. ●●

Puppen und Figuren aus Kunstporzellan
gießen, bemalen und gestalten. (0735) Von G. Baumgarten, 32 S., 86 Farbfotos, Pappband. ●

Selbstgestrickte Puppen
Materialien und Arbeitsanleitungen. (0638) Von B. Wehrle, 32 S., 23 Farbfotos, 24 Zeichnungen, Pappband. ●

Dekorative Rupfenpuppen
Arbeitsanleitungen und Gestaltungsvorschläge. (0733) Von B. Wenzelburger, 32 S., 57 Farbfotos, 14 Zeichnungen, Spiralbindung. ●

Phantasiepuppen stricken und häkeln
Märchenhafte Modelle mit Arbeitsanleitungen. (0813) Von B. Wehrle, 32 S., 26 Farbfotos, 30 einfarbige und 16 dreifarbige Zeichnungen, Pappband. ●

Schritt für Schritt zum Scherenschnitt
Materialien · Techniken · Gestaltungsvorschläge. (0732) Von H. Klingmüller, 32 S., 38 Farbfotos, 34 Vorlagen, Pappband. ●

Garagentore selbst bemalt
Techniken und Motive. (0786) Von H. u. Y. Nadolny, 32 S., 24 Farbfotos, 12 s/w-Zeichnungen, Pappband. ●

Alle Jahre wieder...
Advent und Weihnachten
Basteln – Backen – Schmücken – Singen – Vorlesen – Feiern
(4260) Von H. und Y. Nadolny, 256 S., 105 Farbfotos, 130 Zeichnungen, Pappband. ●●●

Freizeit

Aktfotografie
Interpretationen zu einem unerschöpflichen Thema.
Gestaltung · Technik · Spezialeffekte. (0737) Von H. Wedewardt, 88 S., 144 Farb- und 6 s/w-Fotos, 6 Zeichnungen, kart. ●●

Videokassette Aktfotografie
Laufzeit ca. 60 Min. In Farbe. (6001/VHS, 6002/Video 2000, 6003/Beta) ●●●●●*

So macht man bessere Fotos
Das meistverkaufte Fotobuch der Welt. (0614) Von M. L. Taylor, 192 S., 457 Farbfotos, 15 Abb., kart. ●●

Falken-Handbuch **Trickfilmen**
Flach-, Sach- und Zeichentrickfilme – von der Idee zur Ausführung. (4131) Von H.-D. Wilden, 144 S., über 430 überwiegend farbige Abb., Pappband. ●●●●

Schmalfilmen
Ausrüstung · Aufnahmepraxis · Schnitt Ton. (0342) Von U. Ney, 108 S., 4 Farbtafeln, 25 s/w-Fotos, kart. ●

Schmalfilme selbst vertonen
(0593) Von U. Ney, 96 S., 57 s/w-Fotos, 14 Zeichnungen, kart. ●

Fotografie – Das Schöne als Ziel
Zur Ästhetik und Psychologie der visuellen Wahrnehmung. (4122) Von E. Stark, 208 S., 252 Farbfotos, 63 Zeichnungen, Ganzleinen. ●●●●●

Videografieren
Filmen mit Video 8
Technik – Bildgestaltung – Schnitt – Vertonnung. (0843) Von M. Wild und K. Möller, 120 S., 101 Farbfotos, 22 s/w-Fotos, 52 Zeichnungen, kart. ●●

Videokassette
Videografieren
Filmen mit Video 8
Technik – Bildgestaltung – Schnitt – Vertonung. (6031) VHS, (6033) Beta, (6034) Sony 8 mm, von M. Wild, 60 Min., in Farbe. ●●●●●*

Ferngelenkte Motorflugmodelle
bauen und fliegen. (0400) Von W. Thies, 184 S., mit Zeichnungen und Detailplänen, kart. ●●

Flugmodelle
bauen und einfliegen. (0361) Von W. Thies und W. Rolf, 160 S., 63 Abb., 7 Faltpläne, kart. ●●

Kleine Welt auf Rädern
Das faszinierende Spiel mit **Modelleisenbahnen** (4175) Von F. Eisen, 256 S., 72 Farb- und 180 s/w-Fotos, 25 Zeichnungen, Pappband. ●●●

Modelleisenbahnen im Freien
Mit Volldampf durch den Garten. (4245) Von F. Eisen, 96 S., 115 Farb-, 4 s/w-Fotos, 5 Zeichnungen, Pappband. ●●●

Videokassette
Die Modelleisenbahn
Anlagenbau in Modultechnik.
Neue kreative Gestaltung.
Neue raffinierte Techniken.
(6028) VHS, (6029) Video 2000, (6030) Beta, von J. Grahn, 30 Min., in Farbe. ●●●●*

Raketen auf Rädern
Autos und Motorräder an der Schallgrenze (4220) Von H. G. Isenberg, 96 S., 112 Farbfotos, 21 s/w-Fotos, Pappband. ●●●

Die rasantesten Rallyes der Welt
(4213) Von H. G. Isenberg und D. Maxeiner, 96 S., 116 Farbfotos, Pappband. ●●●

Trucks
Giganten der Landstraßen in aller Welt. (4222) Von H. G. Isenberg, 96 S., 131 Farbfotos, Pappband. ●●●

Die Super-Trucks der Welt
(4257) Von H. G. Isenberg, 194 S., 205 Farbfotos, 87 s/w-Fotos, 7 Farbzeichnungen, 4 Ausklapptafeln, Pappband. ●●●●

Ferngelenkte Elektromodelle
bauen und fliegen. (0700) Von W. Thies, 144 S., 52 s/w-Fotos, 50 Zeichnungen, kart. ●●

Schiffsmodelle
selber bauen. (0500) Von D. und R. Lochner, 200 S., 93 Zeichnungen, 2 Faltpläne, kart. ●●

Dampflokomotiven
(4204) Von W. Jopp, 96 S., 134 Farbfotos, Pappband. ●●●

Ferngelenkte Segelflugmodelle
bauen und fliegen. (0446) Von W. Thies, 176 S., 22 s/w-Fotos, 115 Zeichnungen, kart. ●●

Die schnellsten Motorräder der Welt
(4206) Von H. G. Isenberg und D. Maxeiner, 96 S., 100 Farbfotos, Pappband. ●●●

Motorrad-Hits
Chopper, Tribikes, Heiße Öfen. (4221) Von H. G. Isenberg, 96 S., 119 Farbfotos, Pappband. ●●●

Die Super-Motorräder der Welt
(4193) Von H. G. Isenberg, 192 S., 170 Farb- und 100 s/w-Fotos, 8 Zeichnungen, Pappband. ●●●●

Motorrad-Faszination
Heiße Öfen, von denen jeder träumt. (4223) Von H. G. Isenberg, 96 S., 103 Farb- und 20 s/w-Fotos, Pappband. ●●●

Münzen
Ein Brevier für Sammler. (0353) Von E. Dehnke, 128 S., 4 Farbtafeln, 17 s/w-Abb., kart. ●●

Astronomie als Hobby
Sternbilder und Planeten erkennen und benennen. (0572) Von D. Block, 176 S., 16 Farbtafeln, 49 s/w-Fotos, 93 Zeichnungen, kart. ●●

Astronomie im Bild
Unser Sternenhimmel rund ums Jahr
(0849) Von Dr. E. Übelacker, 88 S., 48 Farbfotos, 1 s/w-Foto, 68 Farbzeichnungen, kart. ●●

Gitarre spielen
Ein Grundkurs für den Selbstunterricht. (0534) Von A. Roßmann, 96 S., 1 Schallfolie, 150 Zeichnungen, kart. ●●●

Falken-Handbuch **Zaubern**
Über 400 verblüffende Tricks. (4063) Von F. Stutz, 368 S., 1200 Zeichnungen, Pappband. ●●●●

Zaubertricks für jedermann
(0282) Von J. Merlin, 176 S., 113 Abb., kart. ●●

Die hier vorgestellten Bücher, Videokassetten und Software sind in folgende Preisgruppen unterteilt:

● Preisgruppe bis DM 10,–/S 79,–
●● Preisgruppe über DM 10,– bis DM 20,– S 80,– bis S 160,–
●●● Preisgruppe über DM 20,– bis DM 30,– S 161,– bis S 240,–
●●●● Preisgruppe über DM 30,– bis DM 50,– S 241,– bis S 400,–
●●●●● Preisgruppe über DM 50,–/S 401,–
*(unverbindliche Preisempfehlung)

FALKEN VERLAG

Zaubern
einfach – aber verblüffend. (2018) Von D. Buoch, 84 S., 41 Zeichnungen, kart. ●

Magische Zaubereien
(0672) Von W. Widenmann, 64 S., 31 Zeichnungen, kart. ●

Mit vollem Genuß
Pfeife rauchen
Alles über Tabaksorten, Pfeifen und Zubehör. (4227) Von H. Behrens, H. Frickert, 168 S., 127 Farbfotos, 18 Zeichnungen, Pappband. ●●●●

Mineralien, Steine und Fossilien
Grundkenntnisse für Hobby-Sammler. (0437) Von D. Stobbe, 96 S., 16 Farbtafeln, 14 s/w-Fotos, 10 Zeichnungen, kart. ●

Freizeit mit dem Mikroskop
(0291) Von M. Deckart, 132 S., 8 Farbtafeln, 64 s/w Abb., 2 Zeichnungen, kart. ●

Briefmarken
sammeln für Anfänger. (0481) Von D. Stein, 120 S., 4 Farbtafeln, 98 s/w-Abb., kart. ●

Wir lernen tanzen
Standard- und lateinamerikanische Tänze. (0200) Von E. Fern, 168 S., 118 s/w-Fotos, 47 Zeichnungen, kart. ●

Tanzstunde
Das Welttanzprogramm · Party-Tanzstunde. (5018) Von G. Hädrich, 172 S., 443 s/w-Fotos, 140 Zeichnungen, Pappband. ●●

So tanzt man Rock'n'Roll
Grundschritte · Figuren · Akrobatik. (0573) Von W. Steuer und G. Marz, 224 S., 303 Abb., kart. ●●

Tanzen überall
Discofox, Rock'n'Roll, Blues, Langsamer Walzer, Cha-Cha-Cha zum Selberlernen. (0760) Von H. M. Pritzer, 112 S., 128 Farbfotos, kart. ●●

Videokassette **Tanzen überall**
Discofox, Rock'n'Roll, Blues. (6004/VHS, 6005/Video 2000, 6006/Beta) Von H. M. Pritzer, G. Steinheimer, in Farbe, ca. 45 Min. ●●●●●*

Schwarzwald-Romantik
Vom Zauber einer deutschen Landschaft. (4232) Hrsg. A. Rolf, 184 S., 273 Farbfotos, Pappband. ●●●

Sport

Judo
Grundlagen des Stand- und Bodenkampfes. (4013) Von W. Hofmann, 244 S., 589 Fotos, Pappband. ●●●

Neue Lehrmethoden der Judo-Praxis
(0424) Von P. Herrmann, 223 S., 475 Abb., kart. ●●

Judo
Grundlagen – Methodik. (0305) Von M. Ohgo, 208 S., 1025 Fotos, kart. ●●

Fußwürfe
für Judo, Karate und Selbstverteidigung. (0439) Von H. Nishioka, 96 S., 260 Abb., kart. ●

Karate für alle
Karate-Selbstverteidigung in Bildern. (0314) Von A. Pflüger, 112 S., 356 s/w-Fotos, kart. ●

Karate für Frauen und Mädchen
Sport und Selbstverteidigung. (0425) Von A. Pflüger, 168 S., 259 s/w-Fotos, kart. ●●

Nakayamas Karate perfekt 1
Einführung. (0487) Von M. Nakayama, 136 S., 605 s/w-Fotos, kart. ●●

Nakayamas Karate perfekt 2
Grundtechniken. (0512) Von M. Nakayama, 136 S., 354 s/w-Fotos, 53 Zeichnungen, kart. ●●

Nakayamas Karate perfekt 3
Kumite 1: Kampfübungen. (0538) Von M. Nakayama, 128 S., 424 s/w-Fotos, kart. ●●

Nakayamas Karate perfekt 4
Kumite 2: Kampfübungen. (0547) Von M. Nakayama, 128 S., 394 s/w-Fotos, kart. ●●

Nakayamas Karate perfekt 5
Kata 1: Heian, Tekki. (0571) Von M. Nakayama, 144 S., 1229 s/w-Fotos, kart. ●●

Nakayamas Karate perfekt 6
Kata 2: Bassai-Dai, Kanku-Dai, (0600) Von M. Nakayama, 144 S., 1300 s/w-Fotos, 107 Zeichnungen, kart. ●●

Nakayamas Karate perfekt 7
Kata 3: Jitte, Hangetsu, Empi. (0618) Von M. Nakayama, 144 S., 1988 s/w-Fotos, 105 Zeichnungen, kart. ●●

Nakayamas Karate perfekt 8
Gankaku, Jion. (0650) Von M. Nakayama, 144 S., 1174 s/w-Fotos, 99 Zeichnungen, kart. ●●

Kontakt-Karate
Ausrüstung · Technik · Training. (0396) Von A. Pflüger, 112 S., 238 s/w-Fotos, kart. ●●

Karate-Do
Das Handbuch des modernen Karate. (4028) Von A. Pflüger, 360 S., 1159 Abb., Pappband. ●●●●

Bo-Karate
Kukishin-Ryu – die Techniken des Stockkampfes. ((0447) Von G. Stiebler, 176 S., 424 s/w-Fotos, 38 Zeichnungen, kart. ●●

Karate I
Einführung · Grundtechniken. (0227) Von A. Pflüger, 148 S., 195 s/w-Fotos, 120 Zeichnungen, kart. ●

Karate II
Kombinationstechniken · Katas. (0239) Von A. Pflüger, 176 S., 452 s/w-Fotos und Zeichnungen, kart. ●

Karate Kata 1
Heian 1-5, Tekki 1, Bassai Dai. (0683) Von W.-D. Wichmann, 164 S., 703 s/w-Fotos, kart. ●●

Karate Kata 2
Jion, Empi, Kanku-Dai, Hangetsu. (0723) Von W.-D. Wichmann, 140 S., 661 s/w Fotos, 4 Zeichnungen, kart. ●●

25 Shotokan-Katas
Auf einen Blick: Karate-Katas für Prüfungen und Wettkämpfe (0859) Von A. Pflüger, 88 S., 185 s/w-Abbildungen, 26 ganzseitige Tafeln mit über 1.600 Einzelschritten, kart. ●●

Ninja 1
Die Lehre der Schattenkämpfer. (0758) Von S. K. Hayes, 144 S., 137 s/w-Fotos, kart. ●●

Ninja 2
Die Wege zum Shoshin (0763) Von S. K. Hayes, 160 S., 309 s/w-Fotos, kart. ●●

Ninja 3
Der Pfad des Togakure-Kämpfers. (0764) Von S. K. Hayes, 144 S., 197 s/w-Fotos, 2 Zeichnungen, kart. ●●

Ninja 4
Das Vermächtnis der Schattenkämpfer. (0807) Von S. K. Hayes, 196 S., 466 s/w-Fotos, kart. ●●

Der König des Kung-Fu
Bruce Lee
Sein Leben und Kampf. (0392) Von seiner Frau Linda. 136 S., 104 s/w-Fotos, kart. ●●

Bruce Lees Kampfstil 1
Grundtechniken. (0473) Von B. Lee und M. Uyehara, 109 S., 220 Abb., kart. ●

Bruce Lees Kampfstil 2
Selbstverteidigungs-Techniken. (0486) Von B. Lee und M. Uyehara, 128 S., 310 Abb., kart. ●

Bruce Lees Kampfstil 3
Trainingslehre. (0503) Von B. Lee und M. Uyehara, 112 S., 246 Abb., kart. ●

Bruce Lees Kampfstil 4
Kampftechniken. (0523) Von B. Lee und M. Uyehara, 104 S., 211 Abb., kart. ●

Bruce Lees Jeet Kune Do
(0440) Von B. Lee, 192 S., mit 105 eigenhändigen Zeichnungen von B. Lee, kart. ●●

Ju-Jutsu 1
Grundtechniken – Moderne Selbstverteidigung. (0276) Von W. Heim und F. J. Gresch, 160 S., 460 s/w-Fotos, 8 Zeichnungen, kart. ●

Ju-Jutsu 2
für Fortgeschrittene und Meister. (0378) Von W. Heim und F. J. Gresch, 164 S., 798 s/w-Fotos, kart. ●●

Ju-Jutsu 3
Spezial-, Gegen- und Weiterführungs-Techniken. (0485) Von W. Heim und F. J. Gresch, 214 S., über 600 s/w-Fotos, kart. ●●

Ju-Jutsu als Wettkampf
(0826) Von G. Kulot, 168 S., 418 s/w-Fotos, 2 Zeichnungen, kart. ●●

Nunchaku
Waffe · Sport · Selbstverteidigung. (0373) Von A. Pflüger, 144 S., 247 Abb., kart. ●●

Shuriken · Tonfa · Sai
Stockfechten und andere bewaffnete Kampfsportarten aus Fernost. (0397) Von A. Schulz, 96 S., 253 s/w-Fotos, kart. ●●

Die hier vorgestellten Bücher, Videokassetten und Software sind in folgende Preisgruppen unterteilt:

● Preisgruppe bis DM 10,–/S 79,–
●● Preisgruppe über DM 10,– bis DM 20,– S 80,– bis S 160,–
●●● Preisgruppe über DM 20,– bis DM 30,– S 161,– bis S 240,–
●●●● Preisgruppe über DM 30,– bis DM 50,– S 241,– bis S 400,–
●●●●● Preisgruppe über DM 50,–/S 401,–
*(unverbindliche Preisempfehlung)

FALKEN VERLAG

Die Preise entsprechen dem Status beim Druck diese

Illustriertes Handbuch des Taekwondo
Koreanische Kampfkunst und Selbstverteidigung. (4053) Von K. Gil, 248 S., 1026 Abb., Pappband. ●●●

Taekwon-Do
Koreanischer Kampfsport. (0347) Von K. Gil, 152 S., 408 Abb., kart. ●●

Aikido
Lehren und Techniken des harmonischen Weges. (0537) Von R. Brand, 280 S., 697 Abb., kart. ●●

Kung-Fu und Tai-Chi
Grundlagen und Bewegungsabläufe. (0367) Von B. Tegner, 182 S., 370 s/w-Fotos, kart. ●●

Kung-Fu
Theorie und Praxis klassischer und moderner Stile. (0376) Von M. Pabst, 160 S., 330 Abb., kart. ●●

Shaolin-Kempo – Kung-Fu
Chinesisches Karate im Drachenstil. (0395) Von R. Czerni und K. Konrad. 246 S., 723 Abb., kart. ●●

Hap Ki Do
Grundlagen und Techniken koreanischer Selbstverteidigung. (0379) Von Kim Sou Bong, 112 S., 153 Abb., kart. ●●

Dynamische Tritte
Grundlagen für den Zweikampf. (0438) Von C. Lee, 96 S., 398 s/w-Fotos, 10 Zeichnungen, kart. ●

Kickboxen
Fitneßtraining und Wettkampfsport. (0795) Von G. Lemmens, 96 S., 208 s/w-Fotos, 23 Zeichnungen, kart. ●●

Selbstverteidigung
Abwehrtechniken für Sie und Ihn (0853) Von E. Deser, 96 S., 259 s/w-Fotos, kart. ●

Muskeltraining mit Hanteln
Leistungssteigerung für Sport und Fitness. (0676) Von H. Schulz, 108 S., 92 s/w-Fotos, 2 Zeichnungen, kart. ●

Leistungsfähiger durch Krafttraining
Eine Anleitung für Fitness-Sportler, Trainer und Athleten (0617) Von W. Kieser, 100 S., 20 s/w-Fotos, 62 Zeichnungen, kart. ●

Die Faszination athletischer Körper
Bodybuilding
mit Weltmeister Ralf Möller (4281) Von R. Möller, 128 S., 169 Farbfotos, 14 s/w-Fotos, 1 Farbzeichnung, Pappband. ●●●●

Bodybuilding
Anleitung zum Muskel- und Konditionstraining für sie und ihn. (0604) Von R. Smolana. 160 S., 171 s/w-Fotos, kart. ●

Hanteltraining zu Hause
(0800) Von W. Kieser, 80 S., 71 s/w-Fotos, 4 Zeichnungen, kart. ●

Fit und gesund
Körpertraining und Bodybuilding zu Hause. (0782) Von H. Schulz, 80 S., 100 Farbfotos, 3 Zeichnungen, kart. ●●

Videokassette:
Fit und gesund
VHS (6013), Video 2000 (6014), Beta (6015), Laufzeit 30 Minuten, in Farbe. ●●●●*

Bodybuilding für Frauen
Wege zu Ihrer Idealfigur (0661) Von H. Schulz, 108 S., 84 s/w-Fotos, 4 Zeichnungen, kart. ●●

Isometrisches Training
Übungen für Muskelkraft und Entspannung. (0529) Von L. M. Kirsch, 140 S., 162 s/w-Fotos, kart. ●

Spaß am Laufen
Jogging für die Gesundheit. (0470) Von W. Sonntag, 140 S., 41 s/w-Fotos, 1 Zeichnung, kart. ●

Mein bester Freund, der Fußball
(5107) Von D. Brüggemann und D. Albrecht, 144 S., 171 Abb., kart. ●●

Fußball
Training und Wettkampf. (0448) Von H. Obermann und P. Walz, 166 S., 92 s/w-Fotos, 15 Zeichnungen, 29 Diagramme, kart. ●●

Handball
Technik · Taktik · Regeln. (0426) Von F. und P. Hattig, 128 S., 91 s/w-Fotos, 121 Zeichnungen, kart. ●●

Volleyball
Technik · Taktik · Regeln. (0351) Von H. Huhle, 104 S., 330 Abb., kart. ●

Basketball
Technik und Übungen für Schule und Verein. (0279) Von C. Kyriasoglou, 116 S., mit 252 Übungen zur Basketballtechnik, 186 s/w-Fotos und 164 Zeichnungen, kart. ●●

Hockey
Technische und taktische Grundlagen. (0398) Von H. Wein, 152 S., 60 s/w-Fotos, 30 Zeichnungen, kart. ●●

Eishockey
Lauf- und Stocktechnik, Körperspiel, Taktik, Ausrüstung und Regeln. (0414) Von J. Čapla, 264 S., 548 s/w-Fotos, 163 Zeichnungen, kart. ●●

Badminton
Technik · Taktik · Training. (0699) Von K. Fuchs, L. Sologub, 168 S., 51 Abb., kart., ●●

Golf
Ausrüstung · Technik · Regeln. (0343) Von J. C. Jessop, übersetzt von H. Biemer, mit einem Vorwort von H. Krings, Präsident des Deutschen Golf-Verbandes, 160 S., 65 Abb., Anhang Golfregeln des DGV, kart. ●●

Pool-Billard
(0484) Herausgegeben vom Deutschen Pool-Billard-Bund, von M. Bach und K.-W. Kühn, 88 S., mit über 80 Abb., kart. ●

Sportschießen
für jedermann. (0502) Von A. Kovacic, 124 S., 116 s/w-Fotos, kart. ●●

Fechten
Florett · Degen · Säbel. (0449) Von E. Beck, 88 S., 219 Fotos und Zeichnungen, kart. ●●

Fibel für Kegelfreunde
Sport- und Freizeitkegeln · Bowling. (0191) Von G. Bocsai, 72 S., 62 Abb., kart. ●

Beliebte und neue Kegelspiele
(0271) Von G. Bocsai, 92 S., 62 Abb., kart. ●

111 spannende Kegelspiele
(2031) Von H. Regulski, 88 S., 53 Zeichnungen, kart., ●

Ski-Gymnastik
Fit für Piste und Loipe. (0450) Von H. Pilss-Samek, 104 S., 67 s/w-Fotos, 20 Zeichnungen, kart. ●

Die neue Skischule
Ausrüstung · Technik · Trickskilauf · Gymnastik. (0369) Von C. und R. Kerler, 128 S., 100 Abb., kart. ●

Skilanglauf, Skiwandern
Ausrüstung · Techniken · Skigymnastik. (5129) Von T. Reiter und R. Kerler, 80 S., 8 Farbtafeln, 85 Zeichnungen und s/w-Fotos, kart. ●●

Alpiner Skisport
Ausrüstung · Techniken · Skigymnastik (5130) Von K. Meßmann, 128 S., 8 Farbtafeln, 93 s/w-Fotos, 45 Zeichnungen, kart. ●●

Die neue Tennis-Praxis
Der individuelle Weg zu erfolgreichem Spiel. (4097) Von R. Schönborn, 240 S., 202 Farbzeichnungen, 31 s/w-Abb., Pappband. ●●●●

Erfolgreiche Tennis-Taktik
(4086) Von R. Ford Greene, übersetzt von M. R. Fischer, 182 S., 87 Abb., kart. ●●

Moderne Tennistechnik
(4187) Von G. Lam, 192 S., 339 s/w-Fotos, 91 Zeichnungen, kart. ●●●

Tennis kompakt
Der erfolgreiche Weg zu Spiel, Satz und Sieg. (5116) Von W. Taferner, 128 S., 82 s/w-Fotos, 67 Zeichnungen, kart. ●●

Tennis
Technik · Taktik · Regeln. (0375) Von H. Elschenbroich, 112 S., 81 Abb., kart. ●

Tischtennis-Technik
Der individuelle Weg zu erfolgreichem Spiel. (0775) Von M. Perger, 144 S., 296 Abb. kart. ●●

Squash
Ausrüstung · Technik · Regeln. (0539) Von D. von Horn und H.-D. Stünitz, 96 S., 55 s/w-Fotos, 25 Zeichnungen, kart. ●

Sporttauchen
Theorie und Praxis des Gerätetauchens. (0647) Von S. Müßig, 144 S., 8 Farbtafeln, 35 s/w-Fotos, 89 Zeichnungen, kart. ●●

Windsurfing
Lehrbuch für Grundschein und Praxis. (5028) Von C. Schmidt, 64 S., 60 Farbfotos, Pappband. ●●

Segeln
Der neue Grundschein – Vorstufe zum A-Schein – Mit Prüfungsfragen. (5147) Von C. Schmidt, 80 S., 8 Farbtafeln, 18 Farbfotos, 82 Zeichnungen, kart., ●●

Sportfischen
Fische – Geräte – Technik. (0324) Von H. Oppel, 144 S., 49 s/w-Fotos, 8 Farbtafeln, kart. ●

Falken-Handbuch
Angeln
in Binnengewässern und im Meer. (4090) Von H. Oppel, 344 S., 24 Farbtafeln, 66 s/w-Fotos, 151 Zeichnungen, gebunden. ●●●●

Die hier vorgestellten Bücher, Videokassetten und Software sind in folgende Preisgruppen unterteilt:

● Preisgruppe bis DM 10,–/S 79,–
●● Preisgruppe über DM 10,– bis DM 20,– S 80,– bis S 160,–
●●● Preisgruppe über DM 20,– bis DM 30,– S 161,– bis S 240,–
●●●● Preisgruppe über DM 30,– bis DM 50,– S 241,– bis S 400,–
●●●●● Preisgruppe über DM 50,–/S 401,–
*(unverbindliche Preisempfehlung)

Angeln
Kleine Fibel für den Sportfischer. (0198) Von E. Bondick, 96 S., 116 Abb., kart. ●

Einführung in das Schachspiel
(0104) Von W. Wollenschläger und K. Colditz, 92 S., 116 Diagramme, kart. ●

Schach mit dem Computer
(0747) Von D. Frickenschmidt, 140 S., 112 Diagramme, 29 s/w-Fotos, 5 Zeichnungen, kart. ●●

Spielend Schach lernen
(2002) Von T. Schuster, 128 S., kart. ●

Kinder- und Jugendschach
Offizielles Lehrbuch des Deutschen Schachbundes zur Erringung der Bauern-, Turm- und Königsdiplome. (0561) Von B. J. Withuis und H. Pfleger, 144 S., 220 Zeichnungen u. Diagramme, kart. ●●

Neue Schacheröffnungen
(0478) Von T. Schuster, 108 S., 100 Diagramme, kart. ●

Schach für Fortgeschrittene
Taktik und Probleme des Schachspiels. (0219) Von R. Teschner, 96 S., 85 Diagramme, kart. ●

Taktische Schachendspiele
(0752) Von J. Nunn, 200 S., 151 Diagramme, kart. ●●

Schach-WM '85 Karpow – Kasparow.
Mit ausführlichen Kommentaren zu allen Partien. (0785) Von H. Pfleger, O. Borik, M. Kipp-Thomas, 128 S., zahlreiche Abb. und Diagramme, kart. ●●

Die Schach-Revanche
Kasparow/Karpow 1986. (0831) Von O. Borik, H. Pfleger, M. Kipp-Thomas, 144 S., 19 s/w-Fotos, 72 Diagramme, kart. ●●

Schachstrategie
Ein Intensivkurs mit Übungen und ausführlichen Lösungen. (0584) Von A. Koblenz, dt. Bearb. von K. Colditz, 212 S., 240 Diagramme, kart. ●●

Falken-Handbuch **Schach**
(4051) Von T. Schuster, 360 S., über 340 Diagramme, gebunden. ●●●●

Die besten Partien deutscher Schachgroßmeister
(4121) Von H. Pfleger, 192 S., 29 s/w-Fotos, 89 Diagramme, Pappband. ●●●

Turnier der Schachgroßmeister '83
Karpow · Hort · Browne · Miles · Chandler · Garcia · Rogers · Kindermann. (0718) Von H. Pfleger, E. Kurz, 176 S., 29 s/w-Fotos, 71 Diagramme, kart. ●●

Lehr-, Übungs- und Testbuch der Schachkombinationen
(0649) Von K. Colditz, 184 S., 227 Diagramme, kart. ●●

Offizielles Lehrbuch des Deutschen Schachbundes
Das systematische Schachtraining
Trainingsmethoden, Strategien und Kombinationen. (0857) Von Sergiu Samarian, 152 S., 159 Diagramme, 1 Zeichnung, kart. ●●

Zug um Zug
Schach für jedermann 1
Offizielles Lehrbuch des Deutschen Schachbundes zur Erringung des Bauerndiploms. (0648) Von H. Pfleger und E. Kurz, 80 S., 24 s/w-Fotos, 8 Zeichnungen, 60 Diagramme, kart. ●

Zug um Zug
Schach für jedermann 2
Offizielles Lehrbuch des Deutschen Schachbundes zur Erringung des Turmdiploms. (0659) Von H. Pfleger und E. Kurz, 132 S., 8 s/w-Fotos, 14 Zeichnungen, 78 Diagramme, kart. ●

Zug um Zug
Schach für jedermann 3
Offizielles Lehrbuch des Deutschen Schachbundes zur Erringung des Königdiploms. (0728) Von H. Pfleger, G. Treppner, 128 S., 4 s/w-Fotos, 84 Diagramme, 10 Zeichnungen, kart. ●

Schachtraining mit den Großmeistern
(0670) Von H. Bouwmeester, 128 S., 90 Diagramme, kart. ●●

Schach als Kampf
Meine Spiele und mein Weg. (0729) Von G. Kasparow, 144 S., 95 Diagramme, 9 s/w-Fotos, kart. ●●

Helmut Pflegers
Schachkabinett
Amüsante Aufgaben – überraschende Lösungen. (0877) Von H. Pfleger, 160 S., 118 Diagramme, kart. ●●

Spiele, Denksport, Unterhaltung

Kartenspiele
(2001) Von C. D. Grupp, 144 S., kart. ●

Neues Buch der siebzehn und vier Kartenspiele
(0095) Von K. Lichtwitz, 96 S., kart. ●

Alles über Pokern
Regeln und Tricks. (2024) Von C. D. Grupp, 120 S., 29 Kartenbilder, kart. ●

Rommé und Canasta
in allen Variationen. (2025) Von C. D. Grupp, 124 S., 24 Zeichnungen, kart. ●

Schafkopf, Doppelkopf, Binokel, Cego, Gaigel, Jaß, Tarock und andere „Lokalspiele".
(2015) Von C. D. Grupp, 152 S., kart. ●●

Spielend Skat lernen
unter freundlicher Mitarbeit des Deutschen Skatverbandes. (2005) Von Th. Krüger, 156 S., 181 s/w-Fotos, 22 Zeichnungen, kart. ●

Das Skatspiel
Eine Fibel für Anfänger. (0206) Von K. Lehnhoff, überarb. von P. A. Höfges, 96 S., kart. ●

Black Jack
Regeln und Strategien des Kasinospiels. (2032) Von K. Kelbratowski, 88 S., kart. ●

Falken-Handbuch **Patiencen**
Die 111 interessantesten Auslagen. (4151) Von U. v. Lyncker, 216 S., 108 Abbildungen, Pappband. ●●●

Patiencen
in Wort und Bild. (2003) Von I. Wolter, 136 S., kart. ●

Falken-Handbuch **Bridge**
Von den Grundregeln zum Turnierspiel. (4092) Von W. Voigt und K. Ritz, 276 S., 792 Zeichnungen, gebunden. ●●●●

Spielend Bridge lernen
(2012) Von J. Weiss, 108 S., 58 Zeichnungen, kart. ●

Spieltechnik im Bridge
(2004) Von V. Mollo und N. Gardener, deutsche Adaption von D. Schröder, 216 S., kart. ●●

Besser Bridge spielen
Reiztechnik, Spielverlauf und Gegenspiel. (2026) Von J. Weiss, 144 S., 60 Diagramme, kart. ●●

Herausforderung im Bridge
200 Aufgaben mit Lösungen. (2033) Von V. Mollo, 152 S., kart. ●●

Kartentricks
(2010) Von T. A. Rosee, 80 S., 13 Zeichnungen, kart. ●

Mah-Jongg
Das chinesische Glücks-, Kombinations- und Gesellschaftsspiel. (2030) Von U. Eschenbach, 80 S., 30 s/w-Fotos, 5 Zeichnungen, kart. ●

Neue Kartentricks
(2027) Von K. Pankow, 104 S., 20 Abb., kart. ●

Backgammon
für Anfänger und Könner. (2008) Von G. W. Fink und G. Fuchs, 116 S., 41 Abb., kart. ●

Würfelspiele
für jung und alt. (2007) Von F. Pruss, 112 S., 21 s/w-Zeichnungen, kart. ●

Gesellschaftsspiele
für drinnen und draußen. (2006) Von H. Görz, 128 S., kart. ●

Spiele für Party und Familie
(2014) Von Rudi Carrell, 160 S., 50 Abb., kart. ●

Das japanische Brettspiel Go
(2020) Von W. Dörholt, 104 S., 182 Diagramme, kart. ●

Roulette richtig gespielt
Systemspiele, die Vermögen brachten. (0121) Von M. Jung, 96 S., zahlreiche Tabellen, kart. ●

Spielend Roulette lernen
(2034) Von E. P. Caspar, 152 S., 1 s/w-Foto, 45 Zeichnungen, kart. ●●

Denksport und Schnickschnack
für Tüftler und fixe Köpfe. (0362) Von J. Barto, 100 S., 45 Abb., kart. ●

Rätselspiele, Quiz- und Scherzfragen
für gesellige Stunden. (0577) Von K.-H. Schneider, 168 S., über 100 Zeichnungen, Pappband. ●●

Knobeleien und Denksport
(2019) Von K. Rechberger, 142 S., 105 Zeichnungen, kart. ●

Das Geheimnis der magischen Ringe
Alles über das Puzzle vom Würfel-Erfinder. Die schönsten Figuren. (0878) Von Dr. Ch. Bandelow, 96 S., 198 Zeichnungen, 8 Cartoons, kart. ●

Die hier vorgestellten Bücher, Videokassetten und Software sind in folgende Preisgruppen unterteilt:

● Preisgruppe bis DM 10,–/S 79,–
●● Preisgruppe über DM 10,– bis DM 20,– S 80,– bis S 160,–
●●● Preisgruppe über DM 20,– bis DM 30,– S 161,– bis S 240,–
●●●● Preisgruppe über DM 30,– bis DM 50,– S 241,– bis S 400,–
●●●●● Preisgruppe über DM 50,–/S 401,–
*(unverbindliche Preisempfehlung)

FALKEN VERLAG

Die Preise entsprechen dem Status beim Druck dieses

Quiz
Mehr als 1500 ernste und heitere Fragen aus allen Gebieten. (0129) Von R. Sautter und W. Pröve, 92 S., 9 Zeichnungen, kart. ●

500 Rätsel selberraten
(0681) Von E. Krüger, 272 S., kart. ●

365 Schwedenrätsel
(4173) Von Günther Borutta, 336 S.,kart. ●●

501 Rätsel selberraten
(0711) Von E. Krüger, 272 S., kart. ●

Riesen-Kreuzwort-Rätsel-Lexikon
über 250.000 Begriffe. (4197) Von H. Schiefelbein, 1024 S., Pappband. ●●●

Das Super-Kreuzwort-Rätsel-Lexikon
Über 150.000 Begriffe. (4279) Von H. Schiefelbein, 688 S., Pappband. ●●

Das große farbige Kinderlexikon
(4195) Von U. Kopp, 320 S., 493 Farbabb., 17 s/w-Fotos, Pappband. ●●●

Das große farbige
Bastelbuch für Kinder
(4254) Von U. Barff, I. Burkhardt, J. Maier, 224 S., 157 Farbfotos, 430 Farb- und 69 s/w-Zeichnungen, Pappband. ●●●

Punkt, Punkt, Komma, Strich
Zeichenstunden für Kinder. (0564) Von H. Witzig, 144 S., über 250 Zeichnungen, kart. ●

Einmal grad und einmal krumm
Zeichenstunden für Kinder. (0599) Von H. Witzig, 144 S., 363 Abb., kart. ●

Kinderspiele
die Spaß machen. (2009) Von H. Müller-Stein, 112 S., 28 Abb., kart. ●

Spiele für Kleinkinder
(2011) Von D. Kellermann, 80 S., 23 Abb., kart. ●

Spiel und Spaß am Krankenbett
für Kinder und die ganze Familie. (2035) Von H. Bücken, 104 S., 97 Zeichnungen, kart. ●

Kasperletheater
Spieltexte und Spielanleitungen · Basteltips für Theater und Puppen. (0641) Von U. Lietz, 136 S., 4 Farbtafeln, 12 s/w-Fotos, 39 Zeichnungen, kart. ●

Tri-tra-trullalla
Neue Texte mit Spielanleitungen fürs Kasperletheater. (0681) Von U. Lietz, 96 S., 18 s/w-Zeichnungen, kart. ●

Kindergeburtstag
Vorbereitung, Spiel und Spaß. (0287) Von Dr. I. Obrig, 104 S., 40 Abb., 11 Zeichnungen, 9 Lieder mit Noten, kart. ●

Kindergeburtstage die keiner vergißt
Planung, Gestaltung, Spielvorschläge. (0698) Von G. und G. Zimmermann, 102 S., 80 Vignetten, kart. ●

Kinderfeste
daheim und in Gruppen. (4033) Von G. Blechner, 240 S., 320 Abb., kart. ●●

Scherzfragen, Drudel und Blödeleien
gesammelt von Kindern. (0506) Hrsg. von W. Pröve, 112 S., 57 Zeichnungen, kart. ●

Komm mit ins Land der Lieder
Das große Buch der Kinder-, Volks- und Chorlieder. (4261) Hrsg. von H. Rauhe, 176 S., 146 Farbzeichnungen, Pappband. ●●●

Die schönsten Wander- und Fahrtenlieder
(0462) Hrsg. von F. R. Miller, empfohlen vom Deutschen Sängerbund, 80 S., mit Noten und Zeichnungen, kart. ●

Die schönsten Volkslieder
(0432) Hrsg. von D. Walther, 128 S., mit Noten und Zeichnungen, kart. ●

Neue Spiele für Ihre Party
(2022) Von G. Blechner, 120 S., 54 Zeichnungen, kart. ●

Lustige Tanzspiele und Scherztänze
für Parties und Feste. (0165) Von E. Bäulke, 80 S., 53 Abb., kart. ●

Straßenfeste, Flohmärkte und Basare
Praktische Tips für Organisation und Durchführung. (0592) Von H. Schuster, 96 S., 52 Fotos, 17 Zeichnungen, kart. ●●

Humor

Heitere Vorträge und witzige Reden
Lachen, Witz und gute Laune. (0149) Von E. Müller, 104 S., 44 Abb., kart. ●

Tolle Sketche
mit zündenden Pointen – zum Nachspielen. (0656) Von E. Cohrs, 112 S., kart. ●

Vergnügliche Sketche
(0476) Von H. Pillau, 96 S., mit 7 Zeichnungen, kart. ●

Heitere Vorträge
(0528) Von E. Müller, 128 S., 14 Zeichnungen, kart. ●

Die große Lachparade
Neue Texte für heitere Vorträge und Ansagen. (0188) Von E. Müller, 80 S., kart. ●

So feiert man Feste fröhlicher
Heitere Vorträge und Gedichte. (0098) Von Dr. Allos, 96 S., 15 Abb., kart. ●

Lustige Vorträge für fröhliche Feiern
(0284) Von K. Lehnhoff, 96 S., kart. ●

Vergnügliches Vortragsbuch
(0091) Von J. Plaut, 192 S., kart. ●

Locker vom Hocker
Witzige Sketche zum Nachspielen. (4262) Von W. Giller, 144 S., 41 Zeichnungen, Pappband. ●●

Fidele Sketche und heitere Vorträge
Humor zum Nachspielen. (0157) Von H. Ehnle. 96 S., kart. ●

Sketche und spielbare Witze
für bunte Abende und andere Feste. (0445) Von H. Friedrich, 120 S., 7 Zeichnungen, kart. ●

Sketsche
Kurzspiele zu amüsanter Unterhaltung. (0247) Von M. Gering, 132 S., 16 Abb., kart., ●

Witzige Sketche zum Nachspielen
(0511) Von D. Hallervorden, 160 S., kart. ●●

Gereimte Vorträge
für Bühne und Bütt. (0567) Von G. Wagner, 96 S., kart. ●

Damen in der Bütt
Scherze, Büttenreden, Sketsche. (0354) Von T. Müller, 136 S., kart. ●

Narren in der Bütt
Leckerbissen aus dem rheinischen Karneval. (0216) Zusammengestellt von T. Lücker, 112 S., kart. ●

Rings um den Karneval
Karnevalsscherze und Büttenreden. (0130) Von Dr. Allos, 136 S., kart. ●

Helau und Alaaf 1
Närrisches aus der Bütt. (0304) Von E. Müller, 112 S., kart. ●

Helau und Alaaf 2
Neue Büttenreden. (0477) Von E. Luft, 104 S., kart. ●

Helau und Alaaf 3
Neue Reden für die Bütt. (0832) Von H. Fauser, 144 S., 13 Zeichnungen, kart. ●

Humor und Stimmung
Ein heiteres Vortragsbuch. (0460) Von G. Wagner, 112 S., kart. ●

Humor und gute Laune
Ein heiteres Vortragsbuch. (0635) Von G. Wagner, 112 S., 5 Zeichnungen, kart. ●

Das große Buch der Witze
(0384) Von E. Holz, 320 S., 36 Zeichnungen, Pappband. ●●

Da lacht das Publikum
Neue lustige Vorträge für viele Gelegenheiten. (0716) Von H. Schmalenbach, 104 S., kart. ●

Witzig, witzig
(0507) Von E. Müller, 128 S., 16 Zeichnungen, kart. ●

Die besten Witze und Cartoons des Jahres 1
(0454) Hrsg. von K. Hartmann, 288 S., 125 Zeichnungen, geb. ●●

Die besten Witze und Cartoons des Jahres 2
(0488) Hrsg. von K. Hartmann, 288 S., 148 Zeichnungen, geb. ●●

Die besten Witze und Cartoons des Jahres 4
(0579) Hrsg. von K. Hartmann, 288 S., 140 Zeichnungen, Pappband. ●●

Die besten Witze und Cartoons des Jahres 5
(0642) Hrsg. von K. Hartmann, 288 S., 88 Zeichnungen, Pappband. ●●

Das Superbuch der Witze
(4146) Von B. Bornheim, 504 S., 54 Cartoons, Pappband. ●●

Die hier vorgestellten Bücher, Videokassetten und Software sind in folgende Preisgruppen unterteilt:

● Preisgruppe bis DM 10,–/S 79,–
●● Preisgruppe über DM 10,– bis DM 20,– S 80,– bis S 160,–
●●● Preisgruppe über DM 20,– bis DM 30,– S 161,– bis S 240,–
●●●● Preisgruppe über DM 30,– bis DM 50,– S 241,– bis S 400,–
●●●●● Preisgruppe über DM 50,–/S 401,–
*(unverbindliche Preisempfehlung)

FALKEN VERLAG

Witze
Lachen am laufenden Band (4241) Von J. Burkert, D. Kroppach, 400 S., 41 Zeichnungen, Pappband. ●●

Die besten Beamtenwitze
(0574) Hrsg. von W. Pröve, 112 S., 59 Cartoons, kart. ●

Die besten Kalauer
(0705) Von K. Frank, 112 S., 12 Zeichnungen, kart., ●

Robert Lembkes Witzauslese
(0325) Von Robert Lembke, 160 S., 10 Zeichnungen von E. Köhler, Pappband. ●●

Fred Metzlers Witze mit Pfiff
(0368) Von F. Metzler, 120 S., kart. ●

O frivol ist mir am Abend
Pikante Witze von Fred Metzler. (0388) Von F. Metzler, 128 S., mit Karikaturen, kart. ●

Herrenwitze
(0589) Von G. Wilhelm, 112 S., 31 Zeichnungen, kart. ●

Witze am laufenden Band
(0461) Von F. Asmussen, 118 S., kart. ●

Horror zum Totlachen
Gruselwitze
(0536) Von F. Lautenschläger, 96 S., 44 Zeichnungen, kart. ●

Die besten Ostfriesenwitze
(0495) Hrsg. von O. Freese, 112 S., 17 Zeichnungen, kart. ●

Die Kleidermotte ernährt sich von nichts, sie frißt nur Löcher
Stilblüten, Sprüche und Widersprüche aus Schule, Zeitung, Rundfunk und Fernsehen. (0738) Von P. Haas, D. Kroppach, 112 S., zahlr. Abb., kart. ●

Olympische Witze
Sportlerwitze in Wort und Bild. (0505) Von W. Willnat, 112 S., 126 Zeichnungen, kart. ●

Ich lach mich kaputt! Die besten Kinderwitze
(0545) Von E. Hannemann, 128 S., 15 Zeichnungen, kart. ●

Lach mit!
Witze für Kinder, gesammelt von Kindern. (0468) Hrsg. von W. Pröve, 128 S., 17 Zeichnungen, kart. ●

Die besten Kinderwitze
(0757) Von K. Rank, 120 S., 28 Zeichnungen, kart. ●

Lustige Sketche für Jungen und Mädchen
Kurze Theaterstücke für Jungen und Mädchen. (0669) Von U. Lietz und U. Lange, 104 S., kart. ●

Spielbare Witze für Kinder
(0824) Von H. Schmalenbach, 128 S., 30 Zeichnungen, kart. ●

Natur

Falken-Handbuch
Umweltschutz
Das Öko-Testbuch zur Eigeninitiative. (4160) Von M. Häfner, 352 S., 411 Farbf., 152 Farbzeichnungen, Pappband. ●●●●

Pilze
erkennen und benennen. (0380) Von J. Raithelhuber, 136 S., 110 Farbfotos, kart. ●●

Falken-Handbuch **Pilze**
Mit über 250 Farbfotos und Rezepten. (4061) Von M. Knoop, 276 S., 250 Farbfotos, Pappband. ●●●●

Das Gartenjahr
Arbeitsplan für den Hobbygärtner. (4075) Von G. Bambach, 152 S., 16 Farbtafeln, 141 Abb., kart. ●●

Gartenteiche und Wasserspiele
planen, anlegen und pflegen. (4083) Von H. R. Sikora, 160 S., 31 Farb- und 31 s/w-Fotos, 73 Zeichnungen, Pappband. ●●●

Wasser im Garten
Von der Vogeltränke zum Naturteich – Natürliche Lebensräume selbst gestalten. (4230) Von H. Hendel, 240 S., 247 Farbfotos, 68 Farbzeichungen, Pappband. ●●●●●

Mein kleiner Gartenteich
planen – anlegen – pflegen
(0851) Von I. Polaschek, 144 S., 85 Farbfotos, 10 Farbzeichnungen, kart. ●●

Gärtnern
(5004) Von I. Manz, 64 S., 38 Farbfotos, Pappband. ●●

Gärtner Gustavs Gartenkalender
Arbeitspläne · Pflanzenporträts · Gartenlexikon. (4155) Von G. Schoser, 120 S., 146 Farbfotos, 13 Tabellen, 203 farbige Zeichnungen, Pappband. ●●●

Ziersträucher und -bäume im Garten
(5071) Von I. Manz, 64 S., 91 Farbfotos, Pappband. ●●

Das Blumenjahr
Arbeitsplan für drinnen und draußen. (4142) Von G. Vocke, 136 S., 15 Farbtafeln, kart. ●●

Der richtige Schnitt von Obst- und Ziergehölzen, Rosen und Hecken
(0619) Von E. Zettl, 88 S., 8 Farbtafeln, 39 Zeichnungen, 21 s/w-Fotos, kart. ●

Blumenpracht im Garten
(5014) Von I. Manz, 64 S., 93 Farbfotos, Pappband. ●●

Blütenpracht in Haus und Garten
(4145) Von M. Haberer, u. a., 352 S., 1012 Farbfotos, Pappband. ●●●●

Sag's mit Blumen
Pflege und Arrangieren von Schnittblumen. (5103) Von P. Möhring, 64 S., 68 Farbfotos, 2 s/w-Abb., Pappband. ●●

Grabgestaltung
Bepflanzung und Pflege zu jeder Jahreszeit. (5120) Von N. Uhl, 64 S., 77 Farbfotos, 2 Zeichnungen, Pappband. ●●

Wintergärten
Das Erlebnis, mit der Natur zu wohnen. Planen, Bauen und Gestalten. (4256) Von LOG, ID, 136 S., 130 Farbfotos, 107 Zeichnungen, Pappband. ●●●●

Häuser in lebendigem Grün
Fassaden und Dächer mit Pflanzen gestalten. (0846) Von U. Mehl, K. Werk, 88 S., 116 Farbfotos, 4 Farb- und 17 s/w-Zeichnungen, kart. ●●

Leben im Naturgarten
Der Biogärtner und seine gesunde Umwelt. (4124) Von N. Jorek, 128 S., 68 s/w-Fotos, kart. ●●

So wird mein Garten zum Biogarten
Alles über die Umstellung auf naturgemäßen Anbau. (0706) Von I. Gabriel, 128 S., 73 Farbfotos, 54 Farbzeichnungen, kart. ●●

Gesunde Pflanzen im Biogarten
Biologische Maßnahmen bei Schädlingsbefall und Pflanzenkrankheiten. (0707) Von I. Gabriel, 128 S., 126 Farbfotos, 12 Farbzeichnungen, kart. ●●

Kosmische Einflüsse auf unsere Gartenpflanzen
Sterne beeinflussen Wachstum und Gesundheit der Pflanzen
(0708) Von I. Gabriel, 112 S., 57 Farbfotos, 43 Farbzeichnungen, kart. ●●

Der Biogarten unter Glas und Folie
Ganzjährig erfolgreich ernten. (0722) Von I. Gabriel, 128 S., 62 Farbfotos, 45 Farbzeichnungen, kart. ●●

Obst und Beeren im Biogarten
Gesunde und schmackhafte Früchte durch natürlichen Anbau. (0780) Von I. Gabriel, 128 S., 38 Farbfotos, 71 Farbzeichungen, kart. ●●

Neuanlage eines Biogartens
Planung, Bodenvorbeitung, Gestaltung. (0721) Von I. Gabriel, 128 S., 73 Farbfotos, 39 Zeichnungen, kart. ●●

Der biologische Zier- und Wohngarten
Planen, Vorbereiten, Bepflanzen und Pflegen. (0748) Von I. Gabriel, 128 S., 72 Farbfotos, 46 Farbzeichnungen, kart. ●●

Gemüse im Biogarten
Gesunde Ernte durch naturgemäßen Anbau (0830) Von I. Gabriel, 128 S., 26 Farbfotos, 86 Farbzeichnungen, kart. ●●

Erfolgreich gärtnern
durch naturgemäßen Anbau
(4252) Von I. Gabriel, 416 S., 176 Farbfotos, 212 Farbzeichnungen, Pappband. ●●

Das Bio-Gartenjahr
Arbeitsplan für naturgemäßes Gärtnern. (4169) Von N. Jorek, 128 S., 8 Farbtafeln, 70 s/w-Abb. kart. ●●

Selbstversorgung aus dem eigenen Anbau
Reichen Erntesegen verwerten und haltbar machen. (4182) Von M. Bustorf-Hirsch, M. Hirsch, 216 S., 270 Zeichnungen, Pappband. ●●●

Mischkultur im Nutzgarten
Mit Jahreskalender und Anbauplänen. (0651) Von H. Oppel, 112 S., 8 Farbtafeln, 23 s/w-Fotos, 29 Zeichnungen, kart. ●

Erfolgreich gärtnern mit
Frühbeet und Folien
(0828) Von Dr. Gustav Schoser, 88 S., 8 Farbtafeln, 46 s/w-Fotos, kart. ●

Erfolgstips für den Gemüsegarten
Mit naturgemäßem Anbau zu höherem Ertrag. (0674) Von F. Mühl, 80 S., 30 s/w-Fotos, 4 Zeichnungen, kart. ●

Die hier vorgestellten Bücher, Videokassetten und Software sind in folgende Preisgruppen unterteilt:

● Preisgruppe bis DM 10,–/S 79,–
●● Preisgruppe über DM 10,– bis DM 20,– S 80,– bis S 160,–
●●● Preisgruppe über DM 20,– bis DM 30,– S 161,– bis S 240,–
●●●● Preisgruppe über DM 30,– bis DM 50,– S 241,– bis S 400,–
●●●●● Preisgruppe über DM 50,–/S 401,–
*(unverbindliche Preisempfehlung)

FALKEN VERLAG

Die Preise entsprechen dem Status beim Druck dieses

Erfolgstips für den Obstgarten
Gesunde Früchte durch richtige Sortenwahl und Pflege. (0827) Von F. Mühl, 184 S., 16 Farbtafeln, 33 Zeichnungen, kart. ●●

Gemüse, Kräuter, Obst aus dem Balkongarten
– Erfolgreich ernten auf kleinstem Raum. (0694) Von S. Stein, 32 S., 34 Farbfotos, 6 Zeichnungen, Spiralbindung, kart. ●

Keime, Sprossen, Küchenkräuter
am Fenster ziehen – rund ums Jahr. (0658) Von F. und H. Jantzen, 32 S., 55 Farbfotos, Pappband. ●

Balkons in Blütenpracht
zu allen Jahreszeiten. (5047) Von N. Uhl, 64 S., 80 Farbfotos, Pappband. ●●

Kübelpflanzen
für Balkon, Terrasse und Dachgarten. (5132) Von M. Haberer, 64 S., 70 Farbfotos, Pappband. ●●

Kletterpflanzen
Rankende Begrünung für Fassade, Balkon und Garten. (5140) Von M. Haberer, 64 S., 70 Farbabb., 2 Zeichnungen, Pappband. ●●

Mein Kräutergarten rund ums Jahr
Täglich schnittfrisch und gesund würzen. (4192) Von Prof. Dr. G. Lysek, 136 S., 15 Farbtafeln, 91 Zeichnungen, kart. ●●

Blühende Zimmerpflanzen
94 Arten mit Pflegeanleitungen. (5010) Von R. Blaich, 64 S., 107 Farbfotos, Pappband. ●●

Prof. Stelzers grüne Sprechstunde
Gesunde Zimmerpflanzen
Krankheiten erkennen und behandeln · Mit neuem Diagnosesystem. (4274) Von Prof. Dr. G. Stelzer, 192 S., 410 Farbfotos, 10 s/w-Zeichnungen, Pappband. ●●●

Videokassette
Pflanzenjournal
Blumen- und Pflanzenpflege im Jahreslauf. (6036/VHS) ca. 30 Min., in Farbe, ●●●●*

Blütenpracht in Grolit 2000
Der neue, mühelose Weg zu farbenprächtigen Zimmerpflanzen. (5127) Von G. Vocke, 64 S., 50 Farbfotos, Pappband. ●●

Ziergräser
Über 100 Arten erfolgreich kultivieren. (0829) Von H. Jantra, 104 S., 73 Farbfotos, 6 Farbzeichnungen, kart. ●●

Bonsai
Japanische Miniaturbäume und Miniaturlandschaften. Anzucht, Gestaltung und Pflege. (4091) Von B. Lesniewicz, 160 S., 106 Farbfotos, 46 s/w-Fotos, 115 Zeichnungen, gebunden. ●●●●●

Zimmerbäume, Palmen und andere Blattpflanzen
Standort, Pflege, Vermehrung, Schädlinge. (5111) Von G. Schoser, 96 S., 98 Farbfotos, 7 Zeichnungen, Pappband. ●●

Biologisch zimmergärtnern
Zier- und Nutzpflanzen natürlich pflegen. (4144) Von N. Jorek, 152 S., 15 Farbtafeln, 120 s/w-Fotos, Pappband. ●●

Hydrokultur
Pflanzen ohne Erde – mühelos gepflegt. (4080) Von H.-A. Rotter, 120 S., 82 Abb., Pappband. ●●

Zimmerpflanzen in Hydrokultur
Leitfaden für problemlose Blumenpflege. (0660) Von H.-A. Rotter, 32 S., 76 Farbfotos, 8 farbige Zeichnungen, Pappband, ●

Sukkulenten
Mittagsblumen, Lebende Steine, Wolfsmilchgewächse u. a. (5070) Von W. Hoffmann, 64 S., 82 Farbfotos, Pappband. ●●

Kakteen und andere Sukkulenten
300 Arten mit über 500 Farbfotos. (4116) Von G. Andersohn, 316 S., 520 Farbfotos, 193 Zeichnungen, Pappband. ●●●●

Fibel für Kakteenfreunde
(0199) Von H. Herold, 102 S., 23 Farbfotos, 37 s/w-Abb., kart. ●

Kakteen
Herkunft, Anzucht, Pflege, Arten. (5021) Von W. Hoffmann, 64 S., 70 Farbfotos, Pappband. ●●

Faszinierende Formen und Farben
Kakteen
(4211) Von K. und F. Schild, 96 S., 127 Farbfotos, Pappband. ●●●

Falken-Handbuch **Orchideen**
Lebensraum, Kultur, Anzucht und Pflege. (4231) Von G. Schoser, 144 S., 121 Farbfotos, 28 Farbzeichnungen, Pappband. ●●●

Falken-Handbuch **Katzen**
(4158) Von B. Gerber, 176 S., 294 Farb- und 88 s/w-Fotos, Pappband. ●●●●

DIE TIERSPRECHSTUNDE
Junge Katzen
(0862) Von Dr. med. vet. E. M. Bartenschlager, 72 S., 40 Farbfotos, 4 Farbzeichnungen, kart. ●

Katzen
Rassen · Haltung · Pflege. (4216) Von B. Eilert-Overbeck, 96 S., 82 Farbfotos, Pappband. ●●●

Das neue Katzenbuch
Rassen – Aufzucht – Pflege. (0427) Von B. Eilert-Overbeck, 136 S., 14 Farbfotos, 26 s/w-Fotos, kart. ●

Katzenkrankheiten
Erkennung und Behandlung. Steuerung des Sexualverhaltens. (0652) Von Dr. med. vet. R. Spangenberg, 176 S., 64 s/w-Fotos, 4 Zeichnungen, kart. ●

Falken-Handbuch **Hunde**
(4118) Von H. Bielfeld, 176 S., 222 Farb- und 73 s/w-Abb., Pappband. ●●●●

Hunde
Rassen · Erziehung · Haltung. (4209) Von H. Bielfeld, 96 S., 101 Farbfotos, Pappband. ●●●

Das neue Hundebuch
Rassen · Aufzucht · Pflege. (0009) Von W. Busack, überarbeitet von Dr. med. vet. A. H. Hacker und H. Bielfeld, 112 S., 8 Farbtafeln, 27 s/w-Fotos, 6 Zeichnungen, kart. ●

Falken-Handbuch
Der Deutsche Schäferhund
(4077) Von U. Förster, 228 S., 160 Abb., Pappband. ●●●

Der Deutsche Schäferhund
Aufzucht, Pflege und Ausbildung. (0073) Von A. Hacker, 104 S., 56 Abb., kart. ●

Dackel, Teckel, Dachshund
Aufzucht · Pflege · Ausbildung. (0508) Von M. Wein-Gysae, 112 S., 4 Farbtafeln, 43 s/w-Fotos, 2 Zeichnungen, kart. ●

Hundeausbildung
Verhalten – Gehorsam – Abrichtung. (0346) Von Prof. Dr. R. Menzel, 96 S., 18 Fotos, kart. ●

Grundausbildung für Gebrauchshunde
Schäferhund, Boxer, Rottweiler, Dobermann, Riesenschnauzer, Airedaleterrier, Hovawart und Bouvier. (0801) Von M. Schmidt und W. Koch, 104 S., 8 Farbtafeln, 51 s/w-Fotos, 5 s/w-Zeichnungen, kart. ●

Hundekrankheiten
Erkennung und Behandlung, Steuerung des Sexualverhaltens. (0570) Von Dr. med. vet. R. Spangenberg, 128 S., 68 s/w-Fotos, 10 Zeichnungen, kart. ●

Falken-Handbuch **Pferde**
(4186) Von H. Werner, 176 S., 196 Farb- und 50 s/w-Fotos, 100 Zeichnungen, Pappband. ●●●●

Ponys
Rassen, Haltung, Reiten. (4205) Von S. Braun, 96 S., 84 Farbfotos, Pappband. ●●●

Wellensittiche
Arten · Haltung · Pflege · Sprechunterricht · Zucht. (5136) Von H. Bielfeld, 64 S., 59 Farbfotos, Pappband. ●●

Papageien und Sittiche
Arten · Pflege · Sprechunterricht. (0591) Von H. Bielfeld, 112 S., 8 Farbtafeln, kart. ●

Geflügelhaltung als Hobby
(0749) Von M. Baumeister, H. Meyer, 184 S., 8 Farbtafeln, 47 s/w-Fotos, 15 Zeichnungen, kart. ●●

DIE TIERSPRECHSTUNDE
Alles über Igel in Natur und Garten
(0810) Von Dr. med. vet. E. M. Bartenschlager, 68 S., 51 Farbfotos, kart. ●

DIE TIERSPRECHSTUNDE
Alles über Meerschweinchen
(0809) Von Dr. med. vet. E. M. Bartenschlager, 72 S., 43 Farbfotos, 11 Farbzeichnungen, kart. ●

DIE TIERSPRECHSTUNDE
Tiere im Wassergarten
(0808) Von Dr. med. vet. E. M. Bartenschlager, 96 S., 82 Farbfotos, 7 Zeichnungen, kart. ●

Das Süßwasser-Aquarium
Einrichtung · Pflege · Fische · Pflanzen. (0153) Von H. J. Mayland, 152 S., 16 Farbtafeln, 43 s/w-Zeichnungen, kart. ●●

Falken-Handbuch
Süßwasser-Aquarium
(4191) Von H. J. Mayland, 288 S., 564 Farbfotos, 75 Zeichnungen, Pappband. ●●●●

Die hier vorgestellten Bücher, Videokassetten und Software sind in folgende Preisgruppen unterteilt:

● Preisgruppe bis DM 10,–/S 79,–
●● Preisgruppe über DM 10,– bis DM 20,– S 80,– bis S 160,–
●●● Preisgruppe über DM 20,– bis DM 30,– S 161,– bis S 240,–
●●●● Preisgruppe über DM 30,– bis DM 50,– S 241,– bis S 400,–
●●●●● Preisgruppe über DM 50,–/S 401,–
*(unverbindliche Preisempfehlung)

FALKEN VERLAG

Cichliden
Pflege, Herkunft und Nachzucht der wichtigsten Buntbarscharten. (5144) Von Jo in't Veen, 96 S., 163 Farbfotos, Pappband. ●●

Gesundheit

Die Frau als Hausärztin
Der unentbehrliche Ratgeber für die Gesundheit. (4072) Von Dr. med. A. Fischer-Dückelmann, 808 S., 14 Farbtafeln, 146 s/w-Fotos, 203 Zeichnungen, Pappband. ●●●

Heiltees und Kräuter für die Gesundheit
(4123) Von G. Leibold, 136 S., 15 Farbtafeln, 16 Zeichnungen, kart. ●●

Falken-Handbuch **Heilkräuter**
Modernes Lexikon der Pflanzen und Anwendungen (4076) Von G. Leibold, 392 S., 183 Farbfotos, 22 Zeichnungen, geb. ●●●●

Die farbige Kräuterfibel
Heil- und Gewürzpflanzen. (0245) Von I. Gabriel, 196 S., 49 farbige und 97 s/w-Abb., kart. ●●

Falken-Handbuch **Bio-Medizin**
Alles über die moderne Naturheilpraxis. (4136) Von G. Leibold, 552 S., 38 Farbfotos, 232 s/w-Abb., Pappband. ●●●●

Enzyme
Vitalstoffe für die Gesundheit. (0677) Von G. Leibold, 96 S., kart. ●

Heilfasten
(0713) Von G. Leibold, 108 S., kart. ●

Besser leben durch Fasten
(0841) Von G. Leibold, 100 S., kart. ●

Krebsangst und Krebs behandeln
Mit einem Vorwort von Prof. Dr. med. Friedrich Douwes. (0839) Von G. Leibold, 104 S., kart. ●

Allergien behandeln und lindern
Mit einem Vorwort von Prof. Dr. med. Axel Stemmann. (0840) Von G. Leibold, 104 S., 4 Zeichnungen, kart. ●

Rheuma behandeln und lindern
Mit einem Vorwort von Dr. med. Max-Otto-Bruker (0836) Von G. Leibold, 104 S., kart. ●

Die echte Schroth-Kur
(0797) Von Dr. med. R. Schroth, 88 S., 2 s/w-Fotos, kart. ●

Streß bewältigen durch Entspannung
(0834) Von Dr. med. Chr. Schenk, 88 S., 29 Zeichnungen, kart. ●

Gesundheit und Spannkraft durch Yoga
(0321) Von L. Frank und U. Ebbers, 112 S., 50 s/w-Fotos, kart. ●

Yoga für jeden
(0341) Von K. Zebroff, 156 S., 135 Abb., Spiralbindung, ●●●

Yoga für Schwangere
Der Weg zur sanften Geburt. (0777) Von V. Bolesta-Hahn, 108 S., 76 zweifarbige Abb. kart. ●●

Yoga gegen Haltungsschäden und Rückenschmerzen
(0394) Von A. Raab, 104 S., 215 Abb., kart. ●

Hypnose und Autosuggestion
Methoden – Heilwirkungen – praktische Beispiele. (0483) Von G. Leibold, 116 S., kart. ●

Gesund durch Gedankenenergie
Heilung im gemeinsamen Kraftfeld (6035) Nur VHS, 45 Min., in Farbe ●●●●●*

Autogenes Training
Anwendung · Heilwirkungen · Methoden. (0541) Von R. Faller, 128 S., 3 Zeichnungen, kart. ●

Die fernöstliche Fingerdrucktherapie Shiatsu
Anleitungen zur Selbsthilfe – Heilwirkungen. (0615) Von G. Leibold, 196 S., 180 Abb., kart. ●●

Eigenbehandlung durch Akupressur
Heilwirkungen – Energielehre – Meridiane. (0417) Von G. Leibold, 152 S., 78 Abb., kart. ●

Chinesische Naturheilverfahren
Selbstbehandlung mit bewährten Methoden der physikalischen Therapie. Atemtherapie · Heilgymnastik · Selbstmassage · Vorbeugen · Behandeln · Entspannen. (4247) Von F. Tjoeng Lie, 160 S., 292 zweifarbige Zeichnungen, Pappband. ●●●

Chinesisches Schattenboxen
Tai-Ji-Quan
für geistige und körperliche Harmonie (0850) Von F. T. Lie, 120 S., 221 s/w-Fotos, 9 s/w-Zeichnungen, Beilage: 1 s/w-Poster mit zahlreichen Abbildungen, kart. ●●

Bauch, Taille und Hüfte gezielt formen durch **Aktiv-Yoga**
(0709) Von K. Zebroff, 112 S., 102 Farbfotos, Spiralbindung, ●●

10 Minuten täglich Tele-Gymnastik
(5102) Von B. Manz und K. Biermann, 128 S., 381 Abb., kart. ●●

Gesund und fit durch Gymnastik
(0366) Von H. Pilss-Samek, 132 S., 150 Abb., kart. ●

Stretching
Mit Dehnungsgymnastik zu Entspannung, Geschmeidigkeit und Wohlbefinden. (0717) Von H. Schulz, 80 S., 90 s/w-Fotos, kart. ●

Gesund und leistungsfähig durch
Konditionsübungen, Fitneßtraining, Wirbelsäulengymnastik
(0844) Von R. Milser, K. Grafe, 104 S., 99 Farbfotos, 12 Farbzeichnungen, 5 s/w-Zeichnungen kart. ●●

Gesundheit durch altbewährte Kräuterrezepte und Hausmittel aus der
Natur-Apotheke
(4156) Von G. Leibold, 236 S., 8 Farbtafeln, 100 Zeichnungen, kart., ●●

Diät bei Krankheiten des Magens und Zwölffingerdarms
Rezeptteil von B. Zöllner. (3201) Von Prof. Dr. med. H. Kaess, 96 S., 4 Farbtafeln, kart. ●●

Diät bei Herzkrankheiten und Bluthochdruck
Salzarme (natriumarme) Kost. Rezeptteil von B. Zöllner. (3202) Von Prof. Dr. med. H. Rottka, 92 S., 4 Farbtafeln, kart. ●●

Diät bei Erkrankungen der Nieren, Harnwege und bei Dialysebehandlung
Völlig überarbeitete Neuauflage, durchgehend farbig bebildert.
Rezeptteil von B. Zöllner. (3203) Von Prof. Dr. med. Dr. h. c. H. J. Sarre und Prof. Dr. med. R. Kluthe, 96 S., 33 Farbfotos, 1 s/w-Zeichnung, kart. ●●

Richtige Ernährung wenn man älter wird
Völlig überarbeitete Neuauflage, durchgehend farbig bebildert.
Rezeptteil von B. Zöllner. (3204) Von Priv.-Doz. Dr. med. H.-J. Pusch und Dr. med. W. Koch, ca. 100 S., ca. 50 Farbfotos, kart. ●●
(erscheint September '87)

Diät bei Gicht und Harnsäuresteinen
Rezeptteil von B. Zöllner. (3205) Von Prof. Dr. med. N. Zöllner, 80 S., 4 Farbtafeln, kart. ●●

Diät bei Zuckerkrankheit
Rezeptteil von B. Zöllner. (3206) Von Prof. Dr. med. P. Dieterle, 80 S., 4 Farbtafeln, kart. ●●

Diät bei Krankheiten der Gallenblase, Leber und Bauchspeicheldrüse
Rezeptteil von B. Zöllner. (3207) Von Prof. Dr. med. H. Kasper, 88 S., 4 Farbtafeln, kart. ●●

Diät bei Störungen des Fettstoffwechsels und zur Vorbeugung der Arteriosklerose
Rezeptteil von B. Zöllner. (3208) Von Prof. Dr. med. G. Wolfram und Dr. med. O. Adam, 104 S., 4 Farbtafeln, kart. ●●

Diät bei Übergewicht
Völlig überarbeitete Neuauflage, durchgehend farbig bebildert.
Rezeptteil von B. Zöllner. (3209) Von Priv.-Doz. Dr. med. Ch. Keller, ca. 100 S., ca. 50 Farbfotos, kart. ●●
(erscheint Dezember '87)

Diät bei Darmkrankheiten
Durchfall – Divertikulose, Reizdarm und Darmträgheit – einheimische Sprue (Zöliakie) – Disaccharidasemangel – Dünndarmresektion – Dumping Syndrom. Rezeptteil von B. Zöllner. (3211) Von Prof. Dr. med. G. Strohmeyer, 88 S., 4 Farbtafeln, kart. ●●

Ballaststoffreiche Kost bei Funktionsstörungen des Darms
Rezeptteil von B. Zöllner. (3212) Von Prof. Dr. med. H. Kasper, ca. 100 S., ca. 50 Farbfotos, kart. ●●
(erscheint Oktober '87)

Bildatlas des menschlichen Körpers
(4177) Von G. Pogliani, V. Vannini, 112 S., 402 Farbabb., 28 s/w-Fotos, Pappband, ●●●

Fußmassage
Reflexzonentherapie am Fuß (0714) Von G. Leibold, 96 S., 38 Zeichnungen, kart. ●

Rheuma und Gicht
Krankheitsbilder, Behandlung, Therapieverfahren, Selbstbehandlung, richtige Lebensführung und Ernährung. (0712) Von Dr. J. Höder, J. Bandick, 104 S., kart. ●

Die hier vorgestellten Bücher, Videokassetten und Software sind in folgende Preisgruppen unterteilt:

● Preisgruppe bis DM 10,–/S 79,–
●● Preisgruppe über DM 10,– bis DM 20,– S 80,– bis S 160,–
●●● Preisgruppe über DM 20,– bis DM 30,– S 161,– bis S 240,–
●●●● Preisgruppe über DM 30,– bis DM 50,– S 241,– bis S 400,–
●●●●● Preisgruppe über DM 50,–/S 401,–
*(unverbindliche Preisempfehlung)

FALKEN VERLAG

Die Preise entsprechen dem Status beim Druck dieses

Krampfadern
Ursachen, Vorbeugung, Selbstbehandlung, Therapieverfahren. (0727) Von Dr. med. K. Steffens, 96 S., 38 Abb., kart. ●

Gallenleiden
Krankheitsbilder, Behandlung, Therapieverfahren, Selbstbehandlung, Richtige Lebensführung und Ernährung. (0673) Von Dr. med. K. Steffens, 104 S., 34 Zeichnungen, kart. ●

Asthma
Pseudokrupp, Bronchitis und Lungenemphysem. (0778) Von Prof. Dr. med. W. Schmidt, 120 S., 56 Zeichnungen, kart. ●

Fastenkuren
Wege zur gesunden Lebensführung. Rezepte und Tips für die Nachfastenzeit. Kurzfasten · Saftfastenkuren · Fastenschalttage · Heilfasten
(4248) Von Ha. A. Mehler, H. Keppler, 144 S., 16 s/w-Fotos, 9 Zeichnungen, Pappband. ●●●

Aus dem Schatz der Naturmedizin
Heilkräuterkuren
(4268) Von Dr. med. E. Rauch, Dr. rer. nat. P. Kruletz, 144 S., 49 Zeichnungen, kart. ●●

Vitamine und Ballaststoffe
So ermittle ich meinen täglichen Bedarf (0746) Von Prof. Dr. M. Wagner, I. Bongartz, 96 S., 6 Farbabb., zahlreiche Tabellen, kart. ●

Darmleiden
Krankheitsbilder, Behandlung, Selbstbehandlung, Richtige Lebensführung und Ernährung. (0798) Von Dr. med. K. Steffens, 112 S., 46 Zeichnungen, kart. ●

Massage
(0750) Von B. Rumpler, K. Schutt, 112 S., 116 zweifarbige Zeichnungen, kart. ●●

Ratgeber Aids
Entstehung, Ansteckung, Krankheitsbilder, Heilungschancen, Schutzmaßnahmen. (0803) Von B. Baartman, Vorwort von Dr. med. H. Jäger, 112 S., 8 Farbtafeln, 4 Grafiken, kart. ●●

Wenn Kinder krank werden
Medizinischer Ratgeber für Eltern. (4240) Von Dr. med. I. J. Chasnoff, B. Nees-Delaval, 232 S., 163 Zeichnungen, Pappband. ●●●

Ratgeber Lebenshilfe

Umgangsformen heute
Die Empfehlungen des Fachausschusses für Umgangsformen. (4015) 282 S., 160 s/w-Fotos, 25 Zeichnungen, Pappband. ●●●

Der gute Ton
Ein moderner Knigge. (0063) Von I. Wolter, 168 S., 38 Zeichnungen, 53 s/w-Fotos, kart. ●

Haushaltstips von A bis Z
(0759) Von A. Eder, 80 S., 30 Zeichnungen, kart. ●

Wir heiraten
Ratgeber zur Vorbereitung und Festgestaltung der Verlobung und Hochzeit. (4188) Von C. Poensgen, 216 S., 8 s/w-Fotos, 30 s/w-Zeichnungen, 8 Farbtafeln, Pappband. ●●

Der schön gedeckte Tisch
Vom einfachen Gedeck bis zur Festtafel stimmungsvoll und perfekt arrangiert (4246) Von H. Tapper, 112 S., 206 Farbabbildungen, 21 s/w-Abbildungen, Pappband. ●●●

Familienforschung · Ahnentafel · Wappenkunde
Wege zur eigenen Familienchronik. (0744) Von P. Bahn, 128 S., 8 Farbtafeln, 30 Abbildungen, kart. ●●

Die Kunst der freien Rede
Ein Intensivkurs mit vielen Übungen, Beispielen und Lösungen. (4189) Von G. Hirsch, 232 S., 11 Zeichnungen, Pappband. ●●●

Reden zur Taufe, Kommunion und Konfirmation
(0751) Von G. Georg, 96 S., kart. ●

Der richtige Brief zu jedem Anlaß
Das moderne Handbuch mit 400 Musterbriefen. (4179) Von H. Kirst, 376 S., Pappband. ●●●

Von der Verlobung zur Goldenen Hochzeit
(0393) Von E. Ruge, 120 S., kart. ●

Reden zur Hochzeit
Musteransprachen für Hochzeitstage. (0654) Von G. Georg, 112 S., kart. ●

Glückwünsche, Toasts und Festreden zur Hochzeit.
(0264) Von I. Wolter, 128 S., 18 Zeichnungen, kart. ●

Hochzeits- und Bierzeitungen
Muster, Tips und Anregungen. (0288) Von H.-J. Winkler, mit vielen Text- und Gestaltungsanregungen, 116 S., 15 Abb., 1 Musterzeitung, kart. ●

Kindergedichte zur Grünen, Silbernen und Goldenen Hochzeit
(0318) Von H.-J. Winkler, 104 S., 20 Abb., kart. ●

Kindergedichte für Familienfeste
(0860) Von B. H. Bull, 96 S., 20 Zeichnungen, kart. ●

Die Silberhochzeit
Vorbereitung · Einladung · Geschenkvorschläge · Dekoration · Festablauf · Menüs · Reden · Glückwünsche. (0542) Von K. F. Merkle, 120 S., 41 Zeichnungen, kart. ●

Großes Buch der Glückwünsche
(0255) Hrsg. von O. Fuhrmann, 240 S., 77 Zeichnungen und viele Gestaltungsvorschläge, kart. ●

Neue Glückwunschfibel
für Groß und Klein. (0156) Von R. Christian-Hildebrandt, 96 S., kart. ●

Glückwunschverse für Kinder
(0277) Von B. Ulrici, 80 S., kart. ●

Die Redekunst
Rhetorik · Rednererfolg (0076) Von K. Wolter, überarbeitet von Dr. W. Tappe, 80 S., kart. ●

Reden und Ansprachen
für jeden Anlaß. (4009) Hrsg. von F. Sicker, 454 S., gebunden. ●●●●

Reden zum Jubiläum
Musteransprachen für viele Gelegenheiten (0595) Von G. Georg, 112 S., kart. ●

Reden zum Ruhestand
Musteransprachen zum Abschluß des Berufslebens (0790) Von G. Georg, 104 S., kart. ●

Reden und Sprüche zu Grundsteinlegung, Richtfest und Einzug
(0598) Von A. Bruder, G. Georg, 96 S., kart. ●

Reden zu Familienfesten
Musteransprachen für viele Gelegenheiten. (0675) Von G. Georg, 108 S., kart. ●

Reden zum Geburtstag
Musteransprachen für familiäre und offizielle Anlässe. (0773) Von G. Georg, 104 S., kart. ●

Festreden und Vereinsreden
Ansprachen für festliche Gelegenheiten. (0069) Von K. Lehnhoff, E. Ruge, 88 S., kart. ●

Reden im Verein
Musteransprachen für viele Gelegenheiten. (0703) Von G. Georg, 112 S., kart., ●

Trinksprüche
Fest- und Damenreden in Reimen. (0791) Von L. Metzner, 88 S., 14 s/w-Zeichnungen, kart. ●

Trinksprüche, Richtsprüche, Gästebuchverse
(0224) Von D. Kellermann, 80 S., kart. ●

Ins Gästebuch geschrieben
(0576) Von K. H. Trabeck, 96 S., 24 Zeichnungen, kart. ●

Poesiealbumverse
Heiteres und Besinnliches. (0578) Von A. Göttling, 112 S., 20 Zeichnungen, Pappband. ●●

Verse fürs Poesiealbum
(0241) Von I. Wolter, 96 S., 20 Abb., kart. ●

Rosen, Tulpen, Nelken . . .
Beliebte Verse fürs Poesiealbum
(0431) Von W. Pröve, 96 S., 11 Faksimile-Abb., kart. ●

Der Verseschmied
Kleiner Leitfaden für Hobbydichter. Mit Reimlexikon. (0597) Von T. Parisius, 96 S., 28 Zeichnungen, kart. ●

Moderne Korrespondenz
Handbuch für erfolgreiche Briefe. (4014) Von H. Kirst und W. Manekeller, 544 S., Pappband. ●●●●
DM 39,–/S 319.–

Der neue Briefsteller
Musterbriefe für alle Gelegenheiten. (0060) Von I. Wolter-Rosendorf, 112 S., kart. ●

Geschäftliche Briefe
des Privatmanns, Handwerkers, Kaufmanns. (0041) Von A. Römer, 120 S., kart. ●

Behördenkorrespondenz
Musterbriefe – Anträge – Einsprüche. (0412) Von E. Ruge, 120 S., kart. ●

Musterbriefe
für alle Gelegenheiten. (0231) Hrsg. von O. Fuhrmann, 240 S., kart. ●

Die hier vorgestellten Bücher, Videokassetten und Software sind in folgende Preisgruppen unterteilt:

● Preisgruppe bis DM 10,–/S 79,–
●● Preisgruppe über DM 10,– bis DM 20,– S 80,– bis S 160,–
●●● Preisgruppe über DM 20,– bis DM 30,– S 161,– bis S 240,–
●●●● Preisgruppe über DM 30,– bis DM 50,– S 241,– bis S 400,–
●●●●● Preisgruppe über DM 50,–/S 401,–
*(unverbindliche Preisempfehlung)

FALKEN VERLAG

Privatbriefe
Muster für alle Gelegenheiten. (0114) Von I. Wolter-Rosendorf, 132 S., kart. ●

Briefe zu Geburt und Taufe
Glückwünsche und Danksagungen. (0802) Von H. Beitz, 96 S., 12 Zeichnungen, kart. ●

Briefe zum Geburtstag
Glückwünsche und Danksagungen (0822) Von H. Beitz, 104 S., 22 Zeichnungen, kart. ●

Briefe zur Hochzeit
Glückwünsche und Danksagungen (0852) Von R. Röngen, 96 S., 1 Zeichnung, 39 Vignetten, kart. ●

Erfolgstips für den Schriftverkehr
Briefwechsel leicht gemacht durch einfachen Stil und klaren Ausdruck (0678) Von U. Schoenwald, 120 S., kart. ●

Worte und Briefe der Anteilnahme
(0464) Von E. Ruge, 128 S., mit vielen Abb., kart. ●

Reden in Trauerfällen
Musteransprachen für Beerdigungen und Trauerfeiern (0736) Von G. Georg, 104 S., kart. ●

Lebenslauf und Bewerbung
Beispiele für Inhalt, Form und Aufbau. (0428) Von H. Friedrich, 112 S., kart. ●

Erfolgreiche Bewerbungsbriefe und Bewerbungsformen.
(0138) Von W. Manekeller, 88 S., kart. ●

Die erfolgreiche Bewerbung
Bewerbung und Vorstellung. (0173) Von W. Manekeller, 156 S., kart. ●

Die Bewerbung
Der moderne Ratgeber für Bewerbungsbriefe, Lebenslauf und Vorstellungsgespräche. (4138) Von W. Manekeller, 264 S., Pappband. ●●

Vorstellungsgespräche
sicher und erfolgreich führen. (0636) Von H. Friedrich, 144 S., kart. ●

Keine Angst vor Einstellungstests
Ein Ratgeber für Bewerber. (0793) Von Ch. Titze, 120 S., 67 Zeichnungen, kart. ●

Die ersten Tage am neuen Arbeitsplatz
Ratschläge für den richtigen Umgang mit Kollegen und Vorgesetzten (0855) Von H. Friedrich, 104 S., kart. ●

Zeugnisse im Beruf
richtig schreiben, richtig verstehen. (0544) Von H. Friedrich, 112 S., kart. ●

In Anerkennung Ihrer . . . ,
Lob und Würdigung in Briefen und Reden.
(0535) Von H. Friedrich, 136 S., kart. ●

Erfolgreiche Kaufmannspraxis
Wirtschaftliche Grundlagen, Geld, Kreditwesen, Steuern, Betriebsführung, Recht, EDV. (4046) Von W. Göhler, H. Gölz, M. Heibel, Dr. D. Machenheimer, 544 S., gebunden. ●●●●

Wege zum Börsenerfolg
Aktien · Anleihen · Optionen (4275) Von H. Krause, 252 S., 4 s/w-Fotos, 86 Zeichnungen, Pappband. ●●●

Mietrecht
Leitfaden für Mieter und Vermieter. (0479) Von J. Beuthner, 196 S., kart. ●●

Familienrecht
Ehe – Scheidung – Unterhalt. (4190) Von T. Drewes, R. Hollender, 368 S., Pappband. ●●●

Erziehungsgeld, Mutterschutz, Erziehungsurlaub
Alles über das neue Recht für Eltern. Mit den Gesetzestexten. (0835) Von J. Grönert, 144 S., kart. ●●

Scheidung und Unterhalt
nach dem neuen Eherecht. Mit dem Unterhaltsänderungsgesetz 1986. (0403) Von Rechtsanwalt H. T. Drewes, 112 S., mit Kosten- und Unterhaltstabellen, kart. ●

Präzise Ratschläge für
Ihre optimale Rente
Vorbereitung · Berechnungsgrundlagen · Gesetzesänderungen · Individuelle Redenbeispiele. (0806) Von K. Möcks, 96 S., 24 Formulare, 1 Graphik, kart. ●

Testament und Erbschaft
Erbfolge, Rechte und Pflichten der Erben, Erbschafts- und Schenkungssteuer, Mustertestamente. (4139) Von T. Drewes, R. Hollender, 304 S., Pappband. ●●●

Erbrecht und Testament
Mit Erläuterungen des Erbschaftssteuergesetzes von 1974. (0046) Von Dr. jur. H. Wandrey, 124 S., kart. ●

Endlich 18 und nun?
Rechte und Pflichten mit der Volljährigkeit. (0646) Von R. Rathgeber, 224 S., 27 Zeichnungen, kart. ●●

Was heißt hier minderjährig?
(0765) Von R. Rathgeber, C. Rummel, 148 S., 50 Fotos, 25 Zeichnungen, kart. ●●

Erfolgreiche Bewerbung um einen Ausbildungsplatz
(0715) Von H. Friedrich, 136 S., kart. ●

Elternsache Grundschule
(0692) Hrsg. von K. Meynersen, 324 S., kart. ●●●

Sexualberatung
(0402) Von Dr. M. Röhl, 168 S., 8 Farbtafeln, 17 Zeichnungen, Pappband. ●●

Die Kunst des Stillens
nach neuesten Erkenntnissen (0701) Von Prof. Dr. med. E. Schmidt/ S. Brunn, 112 S., 20 Fotos und Zeichnungen, kart. ●

Wenn Sie ein Kind bekommen
(4003) Von U. Klamroth, Dr. med. H. Oster, 240 S., 86 s/w-Fotos, 30 Zeichnungen, kart. ●●●

Vorbereitung auf die Geburt
Schwangerschaftsgymnastik, Atmung, Rückbildungsgymnastik. (0251) Von S. Buchholz, 112 S., 98 s/w-Fotos, kart. ●

Wie soll es heißen?
(0211) Von D. Köhr, 136 S., kart. ●

Das Babybuch
Pflege · Ernährung · Entwicklung. (0531) Von A. Burkert, 128 S., 16 Farbtafeln, 38 s/w-Fotos, 30 Zeichnungen, kart. ●●

Wenn der Mensch zum Vater wird
Ein heiter-besinnlicher Ratgeber. (4259) Von D. Zimmer, 160 S., 20 Zeichnungen, Pappband. ●●

Die neue Lebenshilfe **Biorhythmik**
Höhen und Tiefen der persönlichen Lebenskurven vorausberechnen und danach handeln. (0458) Von W. A. Appel, 157 S., 63 Zeichnungen, Pappband. ●●

Vom Urkrümel zum Atompilz
Evolution – Ursache und Ausweg aus der Krise. (4181) Von J. Voigt, 188 S., 20 Farb- und 70 s/w-Fotos, 32 Zeichnungen, kart. ●●

Neues Denken – alte Geister
New Age unter der Lupe. (4278) Von G. Myrell, Dr. W. Schmandt, J. Voigt, 176 S., 54 Farbfotos, 3 Zeichnungen, kart. ●●

Dinosaurier
und andere Tiere der Urzeit. (4219) Von G. Alschner, 96 S., 81 Farbzeichnungen, 4 Fotos, Pappband. ●●●

Der Sklave Calvisius
Alltag in einer römischen Provinz 150 n. Chr. (4058) Von A. Ammermann, T. Röhrig, G. Schmidt, 120 S., 99 Farbabb., 47 s/w-Abb., Pappband. ●●

ZDF · ORF · DRS
Kompaß Jugend-Lexikon
(4096) Von R. Kerler, J. Blum, 336 S., 766 Farbfotos, 39 s/w-Abb., Pappband. ●●●●

Psycho-Tests
– Erkennen Sich sich selbst. (0710) Von B. M. Nash, R. B. Monchick, 304 S., 81 Zeichnungen, kart. ●●

Falken-Handbuch **Astrologie**
Charakterkunde · Schicksal · Liebe und Beruf · Berechnung und Deutung von Horoskopen · Aszendenttabelle. (4068) Von B. A. Mertz, 342 S., mit 60 erläuternden Grafiken, gebunden. ●●●

Die Magie der Zahlen
So nutzen Sie die Geheimnisse der Numerologie für Ihr persönliches Glück mit dem völlig neuen Planetennumeroskop (4242) Von B. A. Mertz, 224 S., 36 Abbildungen, Pappband. ●●●

Selbst Wahrsagen mit Karten
Die Zukunft in Liebe, Beruf und Finanzen. (0404) Von R. Koch, 112 S., 252 Abb., Pappband. ●●

Weissagen, Hellsehen, Kartenlegen . . .
Wie jeder die geheimen Kräfte ergründen und für sich nutzen kann. (4153) Von G. Haddenbach, 192 S., 40 Zeichnungen, Pappband. ●●

Frauenträume, Männerträume
und ihre Bedeutung. (4198) Von G. Senger, 272 S., mit Traumlexikon, Pappband. ●●●

Wie Sie im Schlaf das Leben meistern
Schöpferisch träumen
Der Klartraum als Lebenshilfe. (4258) Von Prof. Dr. P. Tholey, K. Utecht, 256 S., 1 s/w-Foto, 20 Zeichnungen, Pappband. ●●●

Wahrsagen mit Tarot-Karten
(0482) Von E. J. Nigg, 112 S., 4 Farbtafeln, 52 s/w-Abb., Pappband. ●●

Aztekenhoroskop
Deutung von Liebe und Schicksal nach dem Aztekenkalender. (0543) Von C.-M. und R. Kerler, 160 S., 20 Zeichnungen, Pappband. ●

Die hier vorgestellten Bücher, Videokassetten und Software sind in folgende Preisgruppen unterteilt:

● Preisgruppe bis DM 10,–/S 79,–
●● Preisgruppe über DM 10,– bis DM 20,– S 80,– bis S 160,–
●●● Preisgruppe über DM 20,– bis DM 30,– S 161,– bis S 240,–
●●●● Preisgruppe über DM 30,– bis DM 50,– S 241,– bis S 400,–
●●●●● Preisgruppe über DM 50,–/S 401,–
*(unverbindliche Preisempfehlung)

FALKEN VERLAG

Die Preise entsprechen dem Status beim Druck dieses

Was sagt uns das Horoskop?
Praktische Einführung in die Astrologie. (0655) Von B. A. Mertz, 176 S., 25 Zeichnungen, kart. ●

Das Super-Horoskop
Der neue Weg zur Deutung von Charaker, Liebe und Schicksal nach chinesischer und abendländischer Astrologie. (0465) Von G. Haddenbach, 175 S., kart. ●

Liebeshoroskop für die 12 Sternzeichen
Alles über Chancen, Beziehungen, Erotik, Zärtlichkeit, Leidenschaft. (0587) Von G. Haddenbach, 144 S., 11 Zeichnungen, kart. ●

Die 12 Sternzeichen
Charakter, Liebe und Schicksal. (0385) Von G. Haddenbach, 160 S., Pappband. ●●

Die 12 Tierzeichen im chinesischen Horoskop
(0423) Von G. Haddenbach, 128 S., Pappband. ●

Sternstunden
für Liebe, Glück und Geld, Berufserfolg und Gesundheit. Das ganz persönliche Mitbringsel für Widder (0621), Stier (0622), Zwillinge (0623), Krebs (0624), Löwe (0625), Jungfrau (0626), Waage (0627), Skorpion (0628), Schütze (0629), Steinbock (0630), Wassermann (0631), Fische (0632) Von L. Cancer, 62 S., durchgehend farbig, Zeichnungen, Pappband. ●

So deutet man Träume
Die Bildersprache des Unbewußten. (0444) Von G. Haddenbach, 160 S., Pappband. ●

Die Familie im Horoskop
Glück und Harmonie gemeinsam erleben – Probleme und Gegensätze verstehen und tolerieren. (4161) Von B. A. Mertz, 296 S., 40 Zeichnungen, kart. ●●

Erkennen Sie Psyche und Charakter durch **Handdeutung**
(4176) Von B. A. Mertz, 252 S., 9 s/w-Fotos, 160 Zeichnungen, Pappband. ●●●●

Falken-Handbuch **Kartenlegen**
Wahrsagen mit Tarot-, Skat-, Lenormand- und Zigeunerblättern. (4226) Von B. A. Mertz, 288 S., 38 Farb- und 108 s/w-Abb. Pappband. ●●●●

I Ging der Liebe
Das altchinesische Orakel für Partnerschaft und Ehe. (4244) Von G. Damian-Knight, 320 S., 64 s/w-Zeichnungen, Pappband. ●●●

Bauernregeln, Bauernweisheiten, Bauernsprüche
(4243) Von G. Haddenbach, 192 S., 62 Farbabb. 9 s/w-Fotos, 144 s/w-Zeichnungen, Pappband. ●●●

Neue Medien

Programm und Publikum
Der ständige Versuch einer Annäherung. Beiträge und Reden über das öffentlich-rechtliche Fernsehen. (0874) Von A. Schardt, 167 S., kart. ●●

Computer Grundwissen
Eine Einführung in Funktion und Einsatzmöglichkeiten. (4302) Von W. Bauer, 176 Seiten, 193 Farb- und 12 s/w-Fotos, 37 Computergrafiken, kart., ●●●
(4301) Pappband, ●●●●

Einführung in die Programmiersprache BASIC. (4303) Von S. Curran und R. Curnow, 192 S., 92 Zeichnungen, kart. ●●

Lernen mit dem Computer. (4304) Von S. Curran und R. Curnow, 144 S., 34 Zeichnungen, Spiralbindung, ●●

Computerspiele, Grafik und Musik
(4305) Von S. Curran und R. Curnow, 147 S., 46 Zeichnungen, Spiralbindung. ●●

dBase III
Einführung für Einsteiger und Nachschlagewerk für Profis. (4310) Von J. Brehm, G. A. Karl, 211 S., 23 Abb., kart. ●●●●●

Das Medienpaket
Buch und Programmdiskette „dBase III" zusammen (4312) ●●●●●

Garantiert BASIC lernen mit dem C 128
Mit kompletter Kurs-Diskette (4321) Von A. Görgens, 288 S., 4 s/w-Fotos, 83 Zeichnungen, kart. ●●●●

Grundwissen Informationsverarbeitung
(4314) Von H. Schiro, 312 S., 59 s/w-Fotos, 133 s/w-Zeichnungen, Pappband. ●●●●●

Heimcomputer-Bastelkiste
Messen, Steuern, Regeln mit C 64-, Apple II-, MSX-, TANDY-, MC-, Atari- und Sinclair-Computern. (4309) Von G. A. Karl, 256 S., 160 Zeichnungen, kart. ●●●●

WORDSTAR 2000
Textverarbeitung für Einsteiger und Profis Mit erprobten Anwendungen aus der Praxis. (4317) Von D. Nasser, 200 S., 9 s/w-Fotos, 3 Zeichnungen, kart. ●●●●●

Drucker und Plotter
Text und Grafik für Ihren Computer. (4315) Von K.-H. Koch, 192 S., 12 Farbtafeln, 5 s/w-Fotos, kart. ●●●●

Computergrafik
Von den Grundlagen bis zum perfekten 3 D-Programm (4319) Von A. Brück, 296 S., 20 Farbtafeln, 180 s/w-Grafiken, 50 s/w- Zeichnungen, 83 Listings, Pappband. ●●●●●

Textverarbeitung mit Home- und Personal-Computern
Systeme – Vergleiche – Anwendungen. (4316) Von A. Görgens, 128 S., 49 s/w-Fotos, kart. ●●●

Die tägliche PC-Praxis
Anwendungshilfen, Programme und Erweiterungen für MS-DOS-Computer (4322) Von A. Görgens, 224 S., 25 Abbildungen, kart. ●●●●

The Grammar Master
Englische Grammatik üben und beherrschen. (7002) Von Data Beutner. Diskette für den C 64, C 128 (im 64er Modus) ●●●●*

Maschinenschreiben
In 10 Tagen spielend gelernt. Von Unterrichtsmedien Hoppius. (7008) Diskette für den C 64 und C 128 PC ●●●●*
(Best.-Nr. Ariolasoft: 72631)
(7009) für IBM + kompatible, ●●●●●*
(Best.-Nr. Ariolasoft: 78631)
(7010) für Schneider CPC 464, 664, 6128, ●●●●●*
(Best.-Nr. Ariolasoft: 74631)

Lernhilfen

Deutsch – Ihre neue Sprache.
Grundbuch (0327) Von H.-J. Demetz und J. M. Puente, 204 S., mit über 200 Abb., kart. ●●

Maschinenschreiben für Kinder
(0274) Von H. Kaus, 48 S., farbige Abb., kart. ●

So lernt man leicht und schnell **Maschinenschreiben**
Lehrbuch für Selbstunterricht und Kurse. (0568) Von J. W. Wagner, 112 S., 31 s/w-Fotos, 36 Zeichnungen, kart. ●●

Maschinenschreiben durch Selbstunterricht
(0170) Von A. Fonfara, 84 S., kart. ●

Stenografie leicht gelernt
im Kursus oder Selbstunterricht. (0266) Von H. Kaus, 64 S., kart. ●

Buchführung
leicht gefaßt. Ein Leitfaden für Handwerker und Gewerbetreibende. (0127) Von R. Pohl. 104 S., kart. ●

Buchführung leicht gemacht
Ein methodischer Grundkurs für den Selbstunterricht. (4238) Von D. Machenheimer, R. Kersten, 252 S., Pappband. ●●●

Schülerlexikon der Mathematik
Formeln, Übungen und Begriffserklärungen für die Klassen 5–10. (0430) Von R. Müller, 176 S., 96 Zeichnungen, kart. ●

Mathematik verständlich
Zahlenbereiche Mengenlehre, Algebra, Geometrie, Wahrscheinlichkeitsrechnung, Kaufmännisches Rechnen. (4135) Von R. Müller, 652 S., 10 s/w- und 109 Farbfotos, 802 farbige und 79 s/w-Zeichnungen, über 2500 Beispiele und Übungen mit Lösungen, Pappband. ●●●●●

Mathematische Formeln für Schule und Beruf
Mit Beispielen und Erklärungen. (0499) Von R. Müller, 156 S., 210 Zeichnungen, kart. ●

Rechnen aufgefrischt
für Schule und Beruf. (0100) Von H. Rausch, 144 S., kart. ●

Mehr Erfolg in der Schule
Der Deutschaufsatz
Übungen und Beispiele für die Klassen 5 – 10. (4271) Von K. Schreiner, 240 S., 4 s/w-Fotos, 51 Zeichnungen, Pappband. ●●●

Die hier vorgestellten Bücher, Videokassetten und Software sind in folgende Preisgruppen unterteilt:

● Preisgruppe bis DM 10,–/S 79,–
●● Preisgruppe über DM 10,– bis DM 20,– S 80,– bis S 160,–
●●● Preisgruppe über DM 20,– bis DM 30,– S 161,– bis S 240,–
●●●● Preisgruppe über DM 30,– bis DM 50,– S 241,– bis S 400,–
●●●●● Preisgruppe über DM 50,–/S 401,–
*(unverbindliche Preisempfehlung)

Mehr Erfolg in Schule und Beruf
Besseres Deutsch
Mit Übungen und Beispielen für Rechtschreibung, Diktate, Zeichensetzung, Aufsätze, Grammatik, Literaturbetrachtung, Stil, Briefe, Fremdwörter, Reden. (4115) Von K. Schreiner, 444 S., 7 s/w-Fotos, 27 Zeichnungen, Pappband. ●●●

Richtiges Deutsch
Rechtschreibung · Zeichensetzung · Grammatik · Stilkunde. (0551) Von K. Schreiner, 128 S., 7 Zeichnungen, kart. ●

Diktate besser schreiben
Übungen zur Rechtschreibung für die Klassen 4–8. (0469) Von K. Schreiner, 152 S., 31 Zeichnungen, kart. ●

Aufsätze besser schreiben
Förderkurs für die Klassen 4–10. (0429) Von K. Schreiner, 144 S., 4 s/w-Fotos, 27 Zeichnungen, kart. ●

Deutsche Grammatik
Ein Lern- und Übungsbuch. (0704) Von K. Schreiner, 112 S., kart. ●

Besseres Englisch
Grammatik und Übungen für die Klassen 5 bis 10. (0745) Von E. Henrichs, 144 S., ●●

Richtige Zeichensetzung
durch neue, vereinfachte Regeln. Erläuterungen der Zweifelsfragen anhand vieler Beispiele. (0774) Von Prof. Dr. Ch. Stetter, 160 S., kart. ●

Das Deutschbuch
Ein Sprachprogramm für Ausländer, Erwachsene und Jugendliche.
Autorenteam: J. M. Puente, H.-J. Demetz, S. Sargut, M. Spohner.

Grundbuch Jugendliche
(4915) Von Puente, Demetz, Sargut, Spohner, Hirschberger, Kersten, von Stolzenwaldt, 256 S., durchgehend zweifarbig, kart. ●●

Grundbuch Erwachsene
(4901) Von Puente, Demetz, Sargut, Spohner, 292 S., durchgehend zweifarbig, kart. ●●●

Arbeitsheft
zu Grundbuch Erwachsene und Jugendliche. (4903) Von Puente, Demetz, Sargut, Spohner, 160 S., durchgehend zweifarbig, kart. ●●

Aufbaukurs
(4902) Von Puente, Sargut, Spohner, 232 S., durchgehend zweifarbig, kart. ●●●

Lehrerhandbuch Grundbuch Erwachsene (4904) 144 S., kart. ●●

Lehrerhandbuch Grundbuch Jugendliche (4929) 120 S., kart. ●●

Lehrerhandbuch Aufbaukurs
(4930) 64 S., kart. ●

Glossare Erwachsene:
Türkisch (4906) 100 S., kart. ●
Englisch (4912) 100 S., kart. ●
Französisch (4911) 104 S., kart. ●
Spanisch (4909) 98 S., kart. ●
Italienisch (4908) 100 S., kart. ●
Serbokroatisch (4914) 100 S., kart. ●
Griechisch (4907) 102 S., kart. ●
Portugiesisch (4910) 100 S., kart. ●
Polnisch (4913) 102 S., kart. ●
Arabisch (4905) 100 S., kart. ●

Glossare Jugendliche:
Türkisch (4927) 104 S., kart. ●
Italienisch (4932) 104 S., kart. ●
Spanisch (4933) 104 S., kart. ●
Serbokroatisch (4934) 104 S., kart. ●
Griechisch (4936) 112 S., kart. ●

Tonband Grundbuch Erwachsene
(4916) Ø 18 cm. ●●●●●

Tonband Grundbuch Jugendliche
(4917) Ø 18 cm. ●●●●●

Tonband Aufbaukurs
(4918) Ø 18 cm. ●●●●●

Tonband Arbeitsheft
(4919) Ø 18 cm. ●●●●●

Kassetten Grundbuch Erwachsene
(4920) 2 Stück à 90 Min. Laufzeit. ●●●●

Kassetten\Grundbuch Jugendliche
(4921) 2 Stück à 90 Min. Laufzeit. ●●●●

Kassetten Aufbaukurs (4922) 2 Stück à 90 Min. Laufzeit. ●●●●

Kassette Arbeitsheft Grundbuch
(4923) 60 Min. Laufzeit. ●●

Overheadfolien Grundbuch Erwachsene (4924) 60 Stück ●●●●●

Overheadfolien Grundbuch Jugendliche (4925) 59 Stück. ●●●●●

Overheadfolien Aufbaukurs
(4931) 54 Stück. ●●●●●

Diapositive Grundbuch Erwachsene
(4926) 300 Stück. ●●●●●

Bildkarten zum Grundbuch Jugendliche und Erwachsene. (4928) 200 Stück. ●●●●●

Die hier vorgestellten Bücher, Videokassetten und Software sind in folgende Preisgruppen unterteilt:

● Preisgruppe bis DM 10,–/S 79,–
●● Preisgruppe über DM 10,– bis DM 20,– S 80,– bis S 160,–
●●● Preisgruppe über DM 20,– bis DM 30,– S 161,– bis S 240,–
●●●● Preisgruppe über DM 30,– bis DM 50,– S 241,– bis S 400,–
●●●●● Preisgruppe über DM 50,–/S 401,–
*(unverbindliche Preisempfehlung)

Bestellschein

Erfüllungsort und Gerichtsstand für Vollkaufleute ist der jeweilige Sitz der Lieferfirma. Für alle übrigen Kunden gilt dieser Gerichtsstand für das Mahnverfahren. Falls durch besondere Umstände Preisänderungen notwendig werden, erfolgt Auftragserledigung zu dem bei der Lieferung gültigen Preis.
Ich bestelle hiermit aus dem Falken-Verlag GmbH, Postfach 1120, D-6272 Niedernhausen/Ts., durch die Buchhandlung:

Ex. ____________________

Ex. ____________________

Ex. ____________________

Ex. ____________________

Name: ____________________

Straße: ____________________ Ort: ____________________

Datum: ____________________ Unterschrift: ____________________

FALKEN VERLAG

Für die Schweiz: sFr.-Preise gemäß Preisauszeichnung in der Buchhandlung